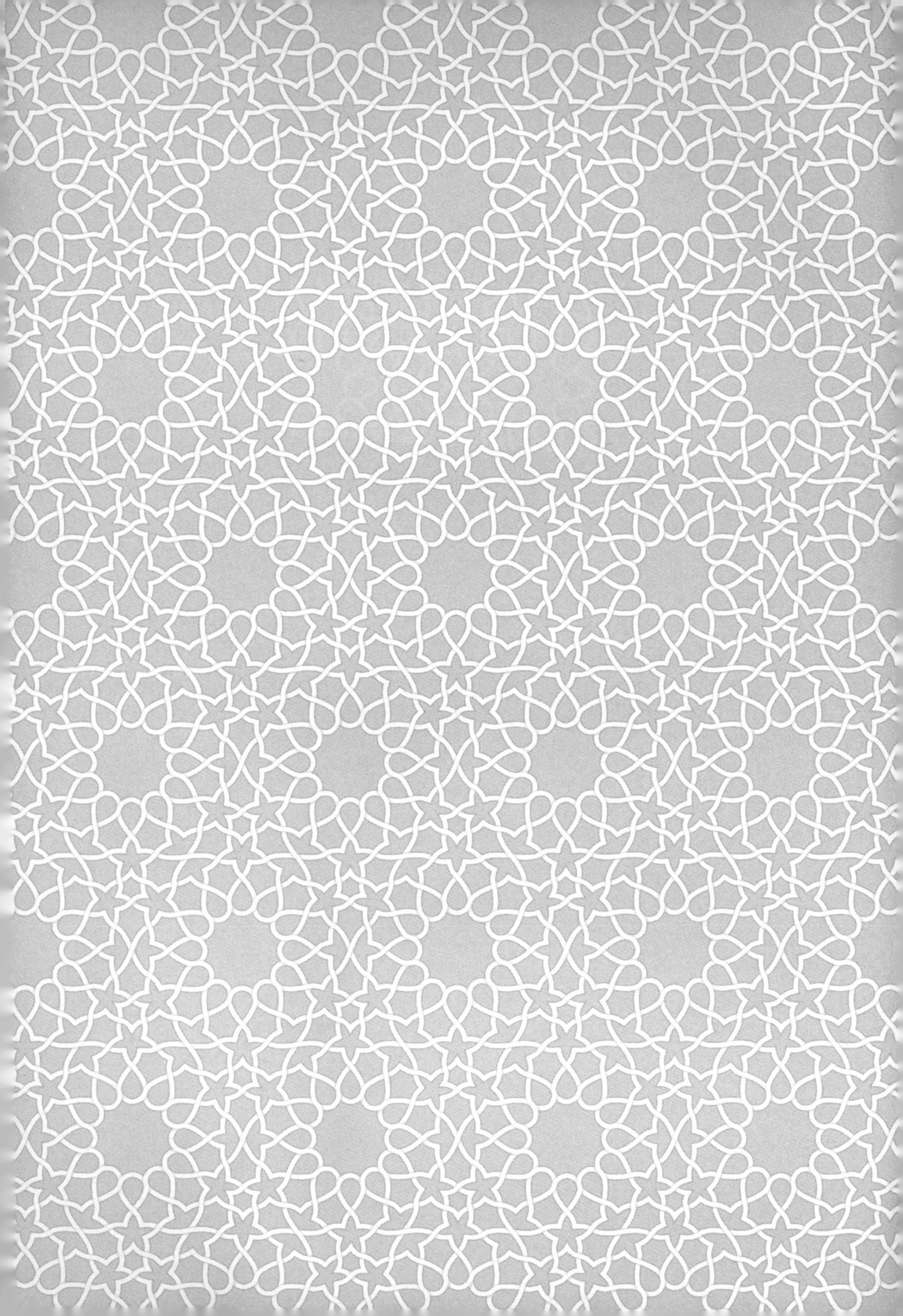

與海豚共舞的溫柔生產之旅

從劍橋博士到孕產師，
找回真實的自己，喚醒母體的力量

Allison Lu 盧郁汶 著

眾生

目錄

3 懷著寶寶環遊世界（智利—英國—西班牙—台灣—夏威夷）

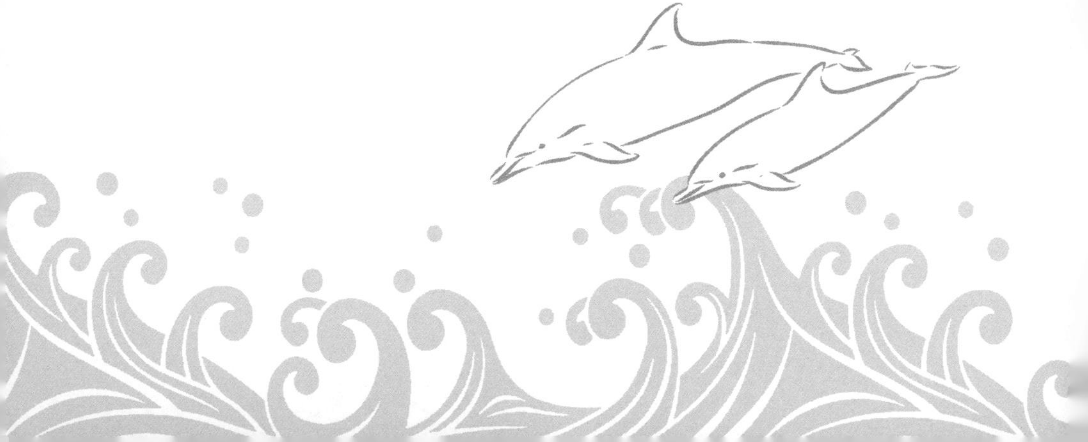

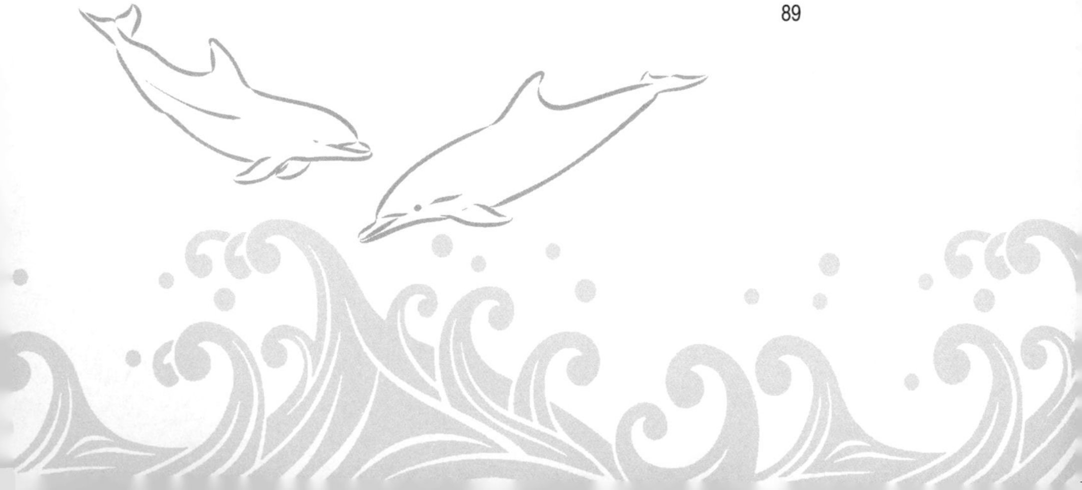

8 蔓延全球的海豚正向生產魔力 197

9 海豚意識人生哲學

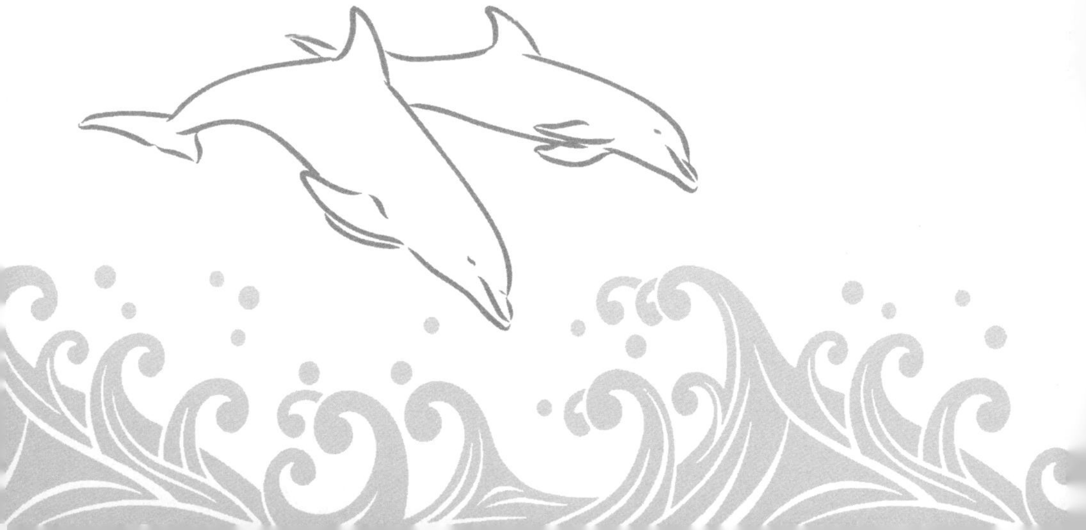

【推薦序一】

山海之間，奇女子的相遇

林念慈
棉樂悅事工坊創辦人，BBC全球百大女性，作家

第一次見到 Allison 是在尼泊爾的農夫市集，我剛在尼泊爾創立布衛生棉工坊，一位帶著親切、喜悅輕盈能量的亞裔女子跟我說要買布衛生棉，隨後聊到我們都是來自台灣，那時的 Allison 正帶著女兒與伴侶住在 Boudha，醞釀著以人性爲中心的教育學校。二〇一四年的一面之緣，讓我對這位女子印象深刻。

而後又透過一位朋友跟我說：你知道嗎？曙光村（印度生態村 Auroville）有了第一位的台灣村民，她叫 Allison，她在推廣海豚生產，並且出了一本英文的書分享她在夏威

夷與海豚的生產經驗。

海豚是人類最好的陪產員？

這一切對我來說太過新奇了！夏威夷？海豚？跟生產碰在一起？這簡直無法想像，但感覺有一股興奮、玩樂、慶祝生命來到地球的純粹喜悅落下，對啊！爲何不可？海豚群在水中透過聲納可以偵測到母體與寶寶的心跳，牠們對新生命的到來感到欣喜，並環繞著孕育寶寶的母親。母親在湛藍的海水中與海豚共舞，被愛與快樂的意識環繞，迎接新人類的誕生。

在眞正認識 Allison 也成爲好姐妹之後，發現原來她是來自澎湖的孩子，從小跟著海豚一起游泳長大，感覺她這一生就是爲了喚回人類母親與海的連結，以及與海豚深深的愛，喚醒母體自己偉大的力量。

勇敢的她，爬上了最高學府的殿堂，劍橋數學博士的高度，但這樣的人生風景，迫使她回頭看自己：這是眞正的我嗎？爲何我還是不快樂……來到了父母及社會期許的位置，卻有無比的勇氣放下與回頭，書裡寫著：我跟隨了我的心。感覺就像選擇從懸崖上跳下來，會粉身碎骨，我仍然選擇跳。

感謝 Allison 看見了自己，願意回過頭找回自己，並帶著巨大的女性覺醒力量，透過自身的生產經驗，也把全新的自己生產出來，並將正向生產的力量回饋給台灣及世界，喚醒沉睡已久的女性生產之力，是如此自然，如此享受，充滿著不費力的奇蹟與愛。

充滿海洋能量的 Allison 與一直以來在喜馬拉雅山腳下的我相遇。

一位關心著女性的生育，推動連結海豚意識的溫柔生產。

一位關心著女性的月經，推廣著環保正向月經的運動。

山與海的能量，終於相遇合一，並碰撞在一起。

我們發現子宮是女性最大的創造力來源，如同女性能量不斷地收縮與擴張。

如同海水的漲潮與退潮，月亮的陰晴圓缺，大自然中四季的變化。如此的美麗，一切都自然地完成且圓滿了自己。

Allison 說此本書是十年慢燉的圓滿，我想一切的起點從她兒時第一次與海豚在澎湖的海灣相遇便啓程了。我在這位女人身上，看見了無所畏懼的力量，不論前方生命的風景如何，她依然風雨無阻地前進，同時也看見如海豚般充滿著快樂，對於未知充滿好奇與大冒險家的精神。

好喜歡書中的一段話：

人們在短暫的一生中辛勤工作，建造自己的小房子，以便在其中感到舒適。他們忘記外面有一個更大的房子，也就是地球，我們的家。我們可以踏出去，去看看和感受。

永遠別忘了，地球是我們眞正的家，在天與地之間，誕生出新人類，活出眞正的自己，祝福本書的誕生，鼓舞無數的女人與家庭，謝謝你 Allison。

【推薦序二】

生命的呼喚

好孕助產所　高嘉黛助產師

成爲助產師，是一連串的機緣所造就，也重新開啓了我小時候對於「生命究竟是怎麼一回事」的追尋與探索。

助產工作的過程中，守護著產婦經歷身體與意識的巨大流動，感受新生命到來，帶給一個女人、一個家庭重生的契機；寶寶的陪伴，讓我們再次檢視自己的生命課題，也帶來強大的突破動力，協助我們去超越頭腦的認知。

我總說「孩子是老師」，他們是帶著滿滿的愛來到我們身邊的天使；而我們是否接收到了他們想傳達的訊息？

近幾年，隨著世代轉換，靈性意識覺醒，有愈來愈多人開始尋找，在存活與科技之外屬於人類本質的更多層次，並追尋這之間的平衡與超越。

在一次參與郁汶舉辦的「海豚生產分享會」中，我看見了遠遠超過台灣現有型態的生產模式，驚艷人類準備新生命到來，是能夠以如此開闊的角度，懷抱愛與信任，爲屬於自己的生產旅程安排一場美妙的慶典。

看著影片中孕婦與鯨豚共游的畫面，我哭了，我知道有一天，我會帶著更大的自由，運用自己的助產專業，與新的生命團隊合作，以順流的方式迎接新世代的到來；那將超越世俗的眼光，甚至超越生死。

現在的我，正在協助建立一個完善而保有彈性的體制，那是揉合尊重生命、輔以多元療癒與醫療科技所呈現出來的生產方式；我們稱爲「順勢生產」。

我們陪伴產家認識生產，認識孕產過程中可能經歷的身心變化，也提醒產家對於生產的地點與方式保有彈性，協助他們檢視自己的恐懼與執著，並試著轉化、放下；以多元的角度認識生命，重拾對自己的信心，也信任生產團隊。

我相信，建立一個具有彈性的完善體制，便能包容更多樣化的信念，並提供支持；也知道當一切建構完成，便是更多元合作契機的開始。

每個人來到地球經歷生命的不同目的，大家在各個階段都有自己的主要舞台以及演出的方式。看著《與海豚共舞的溫柔生產之旅》一書的內容，郁汶的文字帶著我經歷了她世界的轉換與開展，那是我從沒見識過的廣。而我就在這，運作著自己的宇宙，等著我們相遇的時刻到來。

郁汶在此書中，帶著讀者細細回顧她人生的轉變歷程，不是只著重在美妙的面向，而是如實地闡述一切；她有情緒、有擔憂，卻充滿勇氣，迎向心帶她走的路，並且在旅程中，與其他人交織成更大、更廣的網。

我喜歡她的謙遜，喜歡她的眞實，喜歡她在我面前展現的愛與人性。

【自序】夏威夷與海豚共舞的生產之旅

我在澎湖出生長大，是熱愛海豚的島嶼女生。

我的童年很簡單，沒有什麼娛樂的選擇，常常就是往海邊跑。童年記憶中最深刻的一件事，就是第一次在海裡接觸到海豚的那剎那，那是一種言語無法形容，深入我內心的連結。與海豚的碰觸是一種很深的喜悅，很純、很天眞，猶如小孩的快樂童眞。

我也不知爲何，像是著了魔一樣，從此對海豚有著特別的喜愛。也許看著牠們總是讓我忘記生活的單調與煩惱，變得開心。也許這樣正向的能量讓我對世界、人生有正向的感受。

這也是讓我敢於實現夢想的動力！這樣的動力，讓我念到世界最高學府劍橋大學。十年前，我踏上了環遊世界的旅程，這是令人難以置信的、啓發人心的經歷！現在已經環遊世界好幾周，去了將近五十個國家。

除了環遊世界，我的另一個夢想就是當媽媽。懷孕生子是一個非常重要的人生經歷，但是我的生育經驗因與海豚在夏威夷相遇而改變了我的人生，它重新點燃了我對生命的熱愛。

我的孕期讓我追溯到童年對海豚的回憶，與海豚的連結帶著我們走向夏威夷的正向溫柔生產之路。孕期時有幸與野生海豚一起游泳的奇妙經驗，在生產時也有了牠們的陪伴，這種超凡體驗難以言表！

在夏威夷生活期間，我享受平靜、正向、自然的生育經驗。正是這非常變革性的「生、癒」經歷，使我找到了人生使命、我的存在理由。我也開始培訓、轉型並投入孕產工作的訓練，並開始在台灣、歐美多國服務。

我的願景就是要讓全世界的女性都能擁有這樣正向溫柔、賦予力量的生命體驗。

1

劍橋博士，然後呢？

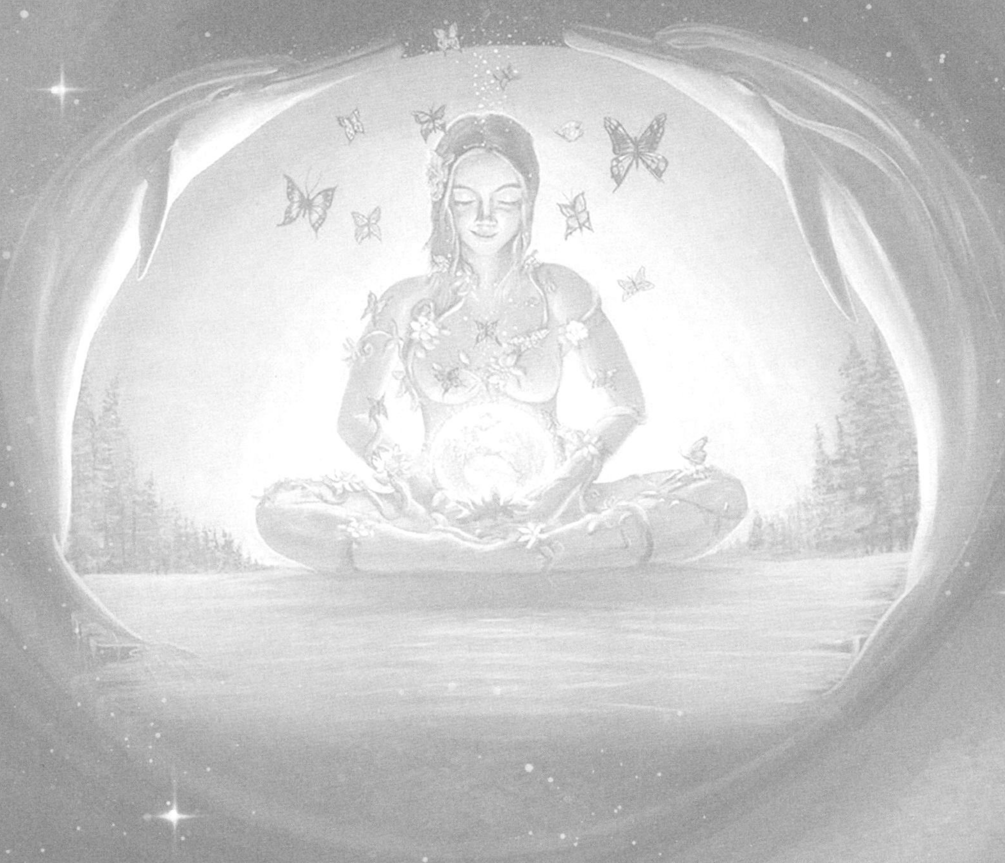

我的澎湖海豚童年

我出生在澎湖，它是澎湖群島六十四個島嶼中的最大島，被葡萄牙人稱爲漁人島「Pescadores」。在這裡，除了來來去去拍照的遊客外，澎湖的日常生活很一般，不會有特別的事情發生。

在島上四處逛逛和去一些旅遊景點比較是觀光客會做的事，島上居民大多的時間都是在家裡；因此，我的童年也在這樣平淡的日常中度過。我出生於一個公教家庭，在我的童年和青少年時期

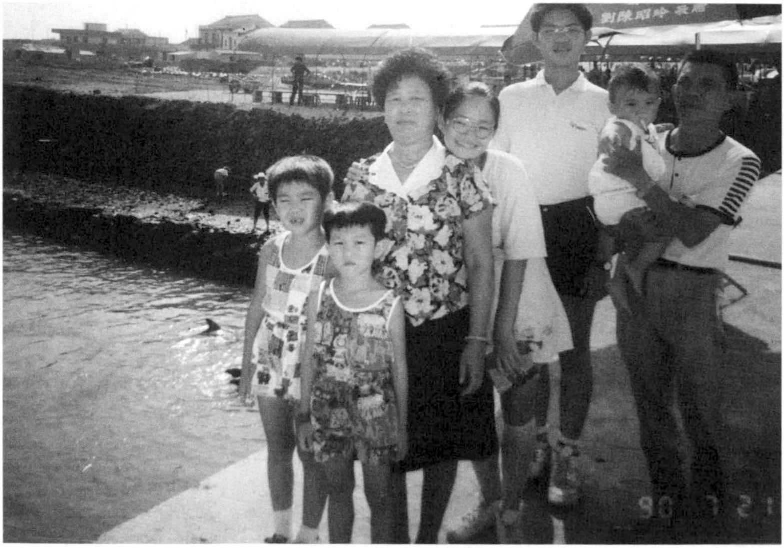

十二歲的我，與家人、海豚合影

受到家中嚴格的管教，那段時期我幾乎都是待在家念書的乖小孩。

但特別的是我家附近的海灣有海豚；牠們常在附近的海灣聚集、嬉戲和生活。所以去海灣找牠們互動是我的假日活動之一，也漸漸地和牠們培養出情感。

海豚對我來說是小時候很珍貴的記憶，尤其是我第一次接觸到海豚的神奇時刻，我深深地被觸動而且難以忘記。那是一種心靈的感動，一種存粹的自然，一種自由、玩耍、喜悅的輕盈能量。這種感覺跟我的日常非常不同，這種無拘無束、自由自在，在我內心深處是無法忘記的。小時候的我不知道這種深層的聯結意味著什麼，但我內心深處知道海豚對我來說是有某些重要意義的。

爲什麼沒有帶來幸福？

在競爭的社會中長大，社會重視的是取得地位、物質和金錢上的成功。「教師」在孔子儒家文化傳統的社會中，地位備受尊重，薪水待遇相對也較高。家人對我的期待是要成爲成功的人，而我很幸運地在二十二歲時達到了這個目標，成爲公立高中的正式數學老師。

年紀輕輕的我第一年就考上鐵飯碗，這樣的成功讓我覺得一般人汲汲營營追求的事物對我來說唾手可得。我幾乎擁有所有我想要的東西，開始變得以自我爲中心。幾年後，儘管我過著備受尊重的生活，但我開始感到不再滿足。雖然每天使用名牌，但我厭倦了美好物質生活形象背後的空虛，我開始覺得生活需要改變。

年復一年地重複教學著相同的內容，幾年下來，我筋疲力竭。我一切都照著大家認可的設定去走，但是幸福卻沒有隨之而來。

我一切都乖乖照辦了，但快樂呢？

聽到我內心的疑問後，我決定存錢在英國繼續深造。我以爲有了錢後，如果我擁有受人尊敬的「頭銜」，也許我會更幸福。

我準備了一年，去英國攻讀碩士學位。這是我第一次讓自己享受生活，因爲我有空閒做自己想做的事情。我經歷了自由、放鬆和開朗的生活。

我嘗到了我從未知道可以有的「自由」，我享受這樣的自在模式。來自亞洲背景和勤奮的心態，這種不受限制、難得的平靜實在難以形容，這對我來說是天掉下來的禮物。從那時起，我漸漸遠離物質主義的生活。我呼吸著封閉社會外的新鮮空氣，自由自在、樂在其中。

更棒的是，我投入了很少的時間和精力在我的學術上，仍然取得了很好的成績。原來這是因爲我很開心地過生活，所以我的學習效率更高了。在碩士學業結束時，我獲得了班上最好的成績，這讓我感到驚訝。我很喜歡用探究的方式學習，而不是被動地被灌輸知識。也許正因爲如此，我不需要付出很多努力去死記硬背一些沒有眞實意義的東西，我出乎意料之外輕鬆地實現人生目標。一年後，我很快地獲得碩士學位，且非常喜歡在國外生活和結識多國人民和文化的經歷。

有了信心並知道我可以毫不費力地做自己和成就自己是無價的。畢業後，這種自信激發我重新回到英國生活並繼續學習的念頭。獲得碩士學位後，我夢想著再次回到英國生活，過自由愜意的生活。

碩士研究受到肯定，激發了我攻讀博士學位的想法。那時，我壓根沒有想到我可以去世界上最好的大學。一次奇怪的巧合讓我參加了在布拉格舉行的國際數學教育年會，我領了獎學金和補助去發表碩士論文。在那裡我遇到了劍橋大學的一位教授，由於我在碩士學習期間的研究主題與她的研究非常相似，所以我和她相談甚歡。

出於好奇，我順口問她：「你認爲我可以繼續在劍橋研究這個主題嗎？」

她對我說：「你當然可以來攻讀博士學位，歡迎！」

雖然驚訝，不敢相信我居然可以高攀這座學術殿堂，我還是淡淡地說：「好吧，那我先申請看看。」

正是這個神奇經歷使我突破自己的設限，讓我不再小看自己了。很快，我被錄取了劍橋和牛津教育博士班，不可思議的是我還可以在英國最有名的學府中做選擇。因爲已經認識了指導教授，所以我不但選擇了劍橋，還獲得獎學金和助學金來支持我的學習。

我開始意識到我可以實現遙不可及的夢想，甚至更高於自己原有的夢想。能念到世界上最好的大學之一是我原本想都沒想過的。能繼續在英國的求學夢實現了，這對於我自由的靈魂才是最重要的。

進入劍橋大學，我開始體驗生活在「上流社會」中。博士學位的開始，充滿驚喜、令人興奮、大開眼界。這個擁有八百多年歷史的世界最高學府的確處處瀰漫著濃濃的書卷氣，眼前總是充滿著像是前一個世紀的建築物，搭上優雅的英國腔、禮貌有風度的同學們，看起來個個都是來自政治、書香世家或是有錢有勢的家族。

劍橋大學的系統與一般大學系統不太一樣。它目前共擁有三十一個學院，每一個學生一拿到入學許可就被分配到一個學院。這個學院制度和學生的系所不一樣，學院比較像是學生生活的地方，系所則是去上課的地方。所有學院中最有名的就是徐志摩念過的國王學院（King's College）、三一學院（Trinity College）、皇后學院（Queens' College）

和達爾文求學過的基督學院（Christ's College）等。

我被邀約參加一場學生聚會，眼前盡是不同國家、不同人種的文化大熔爐。雖然感到非常的新奇，但我總感到些微的自卑感。是因爲自己的國家呢？還是覺得自己配不上這麼頂尖的大學？

「哈囉，你好！我是John，來自美國，你呢？」眼前來了一位自信滿滿、陽光氣息的開朗大男孩。

「我是Allison，來自台灣。」握了握手，我低聲輕語地介紹自己。

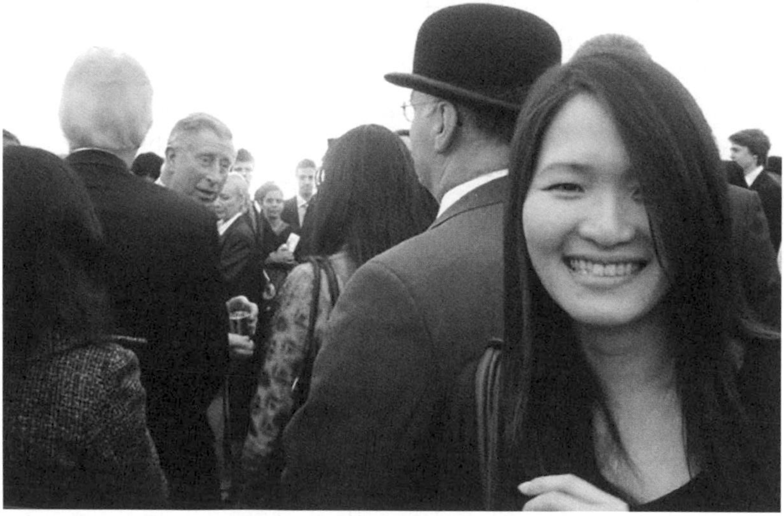

與查爾斯王子的相遇（劍橋皇后學院）

「台灣，我聽說過很多台灣很棒的訊息，希望有天可以去參觀。你是哪個學院的呢？」他立刻回應。

「嗯，是啊，台灣很棒！我剛進入皇后學院。」我不解的是，為何他不問我念什麼系。

「哇，很好的學院，剛好也在我的學院旁，我念國王學院。」他興奮地回答。好像一個人的價值在於念什麼學院一樣。

接下來與人談論的對話，幾乎都是一樣的模式。完全圍繞在你念什麼學院這件事，我才慢慢瞭解，原來在劍橋，所屬學院是非常重要的。我念的學院剛好在市中心，也有很悠久的歷史，可以住在康河河畔，偶爾在學院前划船，看著學院有名的數學橋。我才了解到自己是如此的幸運！

這裡的學院生活的確是在劍橋念書的重頭戲。學院裡住了好幾百名從全世界各地來的學生，三餐都是在餐廳裡吃。每天的吃飯時間都充滿不同的奇遇，因為坐在身邊的可能是某個國家來的王子或是高層的後代，隨便的飯間談話，都有可能把生命拉入一個不同的維度。

我心想一定有許多企圖心強的父母，想把孩子送來這裡，讓他們去接觸這些上流社會的人。而我，則是誤打誤撞被自己愛自由的動力帶進來的。我的父母其實一開始都是反對我出國念書的，他們認爲我有了正式老師的鐵飯碗，最好就是快快結婚生子，念得太高反而嫁不出去。要不是我自己把入學申請和一切都打理好的話，肯定是出不來的。

但這些是不是上流對我來說不是重點。重點是這些人的談吐、知識經歷和生命故事。我每天與學院的學生對話，有趣到可以寫成一本書了。

一天，與坐在我身邊的念法律系的法國男生聊到我是台灣來的，他突然眼睛一亮，興奮地對我說：「我現在在念的國際法裡有一個篇章，正在討論『台灣』這個議題，實在令人著迷。因爲它在國際上的定義一直是非常受爭議的。因此，在我們的教材中，一整個篇章就是在定義台灣是什麼東西。因爲它具備了所有一個國家該有的東西，有自己的總統、政治系統、貨幣、法律、公民護照等等，但又不被國際上的許多國家認可。最後的定義是，台灣是一個國家，但也不是一個國家！」

「天啊！晴天霹靂！我的國家居然是，也不是一個國家！」活了二十七年，一直以爲我的國家是國家，對我來說，聽到這件事，衝擊是很大的。

「台灣本來就不是國家啊，它就是中國的。」這個談話越演越烈，旁邊的中國學生開始加入戰局了。

「不是這樣的，我是拿台灣護照來的，我的國家不是中國。」我也開始感到自己的腎上腺素分泌，身體開始緊張地熱了起來，急著回應。

「你們這個小島，我們一天就把你們打下來了！」中國學生不甘示弱，當場跟我嗆起來。

「這個國際議題不是你們兩個吵架就可以解決的，算了吧！」法國學生開始當起了和事佬。

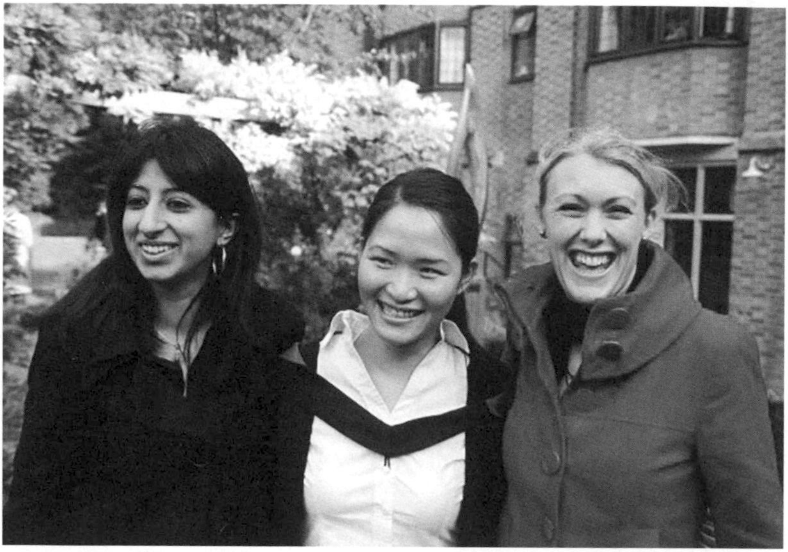

劍橋碩士畢業典禮

我馬上恢復理智，冷靜了下來，久久無法忘懷這個衝擊。我一向不喜歡政治，但第一次自己的身分受到強烈質疑卻是挺驚嚇的。

在這裡，我遇見非常聰明的世界頂尖學霸們，與各個學院的學生穿著豪華的衣服參加高級晚宴、舞會，喝了無數的香檳。親自見過並與查爾斯王子談話，史蒂芬·霍金居然曾是我的鄰居，愛丁堡公爵來到我的學院參訪等等。這些無疑是獨特且令人難忘的經歷。

可惜的是，面對這些所謂的「全世界最聰明的學生」讓我感到沒自信，尤其是面對那些很有自信、很會表達的美國人。深深有感我在台灣接受的教育並不強調發表和辯論，因此氣勢、信心和語調總是不如人。在小組討論中，我沒辦法像其他學生那麼流暢地表達。因此，為了彌補自己的缺點，我平均每天花十個小時在圖書館，竭盡全力想證明我也是一個聰明的人。但逐漸的過度勞累，使實現夢想和目標的衝勁慢慢消失。原本以為會有的成就感，並沒有隨之而來。

站在高峰，心跌落低谷

我擔心自己會失敗，我超時工作，足不出戶，每天花很長的時間在苦讀。第一年過後，我感覺自己完全筋疲力盡。我的野心漸漸被磨光，我所經歷的所有掙扎都只是為了獲得肯定。經過長年幾乎足不出戶的努力，我終於得到了結果。

我拿著論文的成績單。當我打開它時，我好緊張，深怕是令人難堪的分數。

想不到！是一個「A」！我無法相信地大叫！

居然是全班最高評等！雖然不可思議，但我感到很欣慰。

我終於向自己證明，我可以比班上大多數我一直以爲很厲害的學生更好，我簡直不敢相信我可以成爲世界上頂尖學生中最好的。

但證明自己「足夠聰明」後，我突然覺得失去了人生目標。

證明自己是「夠好的」，接下來呢？

我陷入了沮喪。

這就像到達我生命中的最高峰。但站在高峰上，我環顧四周，看到的只是周圍的廣闊空間，一望無際卻什麼都沒有。我以爲這種感覺會帶給我極大的喜悅和自豪，但相反地，我感到孤獨和迷失。

「身在高處，爲何沒有一直期盼的美好風景呢？然後呢？所以呢？接下來我要的是什麼？」我自言自語。

我意識到，我能夠證明自己夠好、很聰明，又能怎麼樣呢？

在如此努力地工作之後，我無法忍受實現帶來的空虛。

眞實的我正在甦醒

只有一件事，在這個掙扎的過程中突然變得很清楚，原來我內心眞正渴望的、我的夢想生活不是獲得博士學位。這個頭銜並沒有爲我帶來任何成就感，也沒有對於將來成爲教授感到興奮。對我來說，做研究，對小事情嚴格和挑剔，努力做到專業、科學和完美是很無趣的，我對這種職業道路的現實層面並不感興趣。

從更深的意義來說，我渴望一個簡單、幸福的生活。我想享受充滿愛、喜悅、自由的每一刻，體驗世界、享受生命。這種情形好比海豚在大海中，自由地游著，順勢而爲，永不匱乏。海裡總是有魚吃，家就是大海，所以不需要有太大的憂慮。這是很純粹的，與金錢、名譽、地位不相關。我對這種生活的嚮往是很強大的，我越來越看得清楚，沒有什麼物質或名利可以比這更重要。

但當我開始與喜悅、自由聯繫在一起的那一刻，我想到父母、朋友和社會的批判聲，使我回到了原來的恐懼狀態，內心的批判聲四起。

「放棄三個學位，你還能做什麼呢？你什麼都不是！」

「別辜負父母的栽培，追求什麼夢想？別浪費生命了！」

由於這種害怕的想法，讓我在接下來的幾年在思想的牢籠中打轉，無法眞正過上自己想要的生活。我害怕做出內心渴望的改變，這些恐懼使我無法感受到做自己或找尋生命意義的美好。

在獲得劍橋大學博士學位的成功職業生涯與享受快樂、和平與愛的自由生活之間，我無法做出選擇。要放棄高薪去做自己都不知道是什麼的夢想，讓我在接下來的幾年一直掙扎著，感到進退兩難。

2

臣服。走向驚奇與美麗

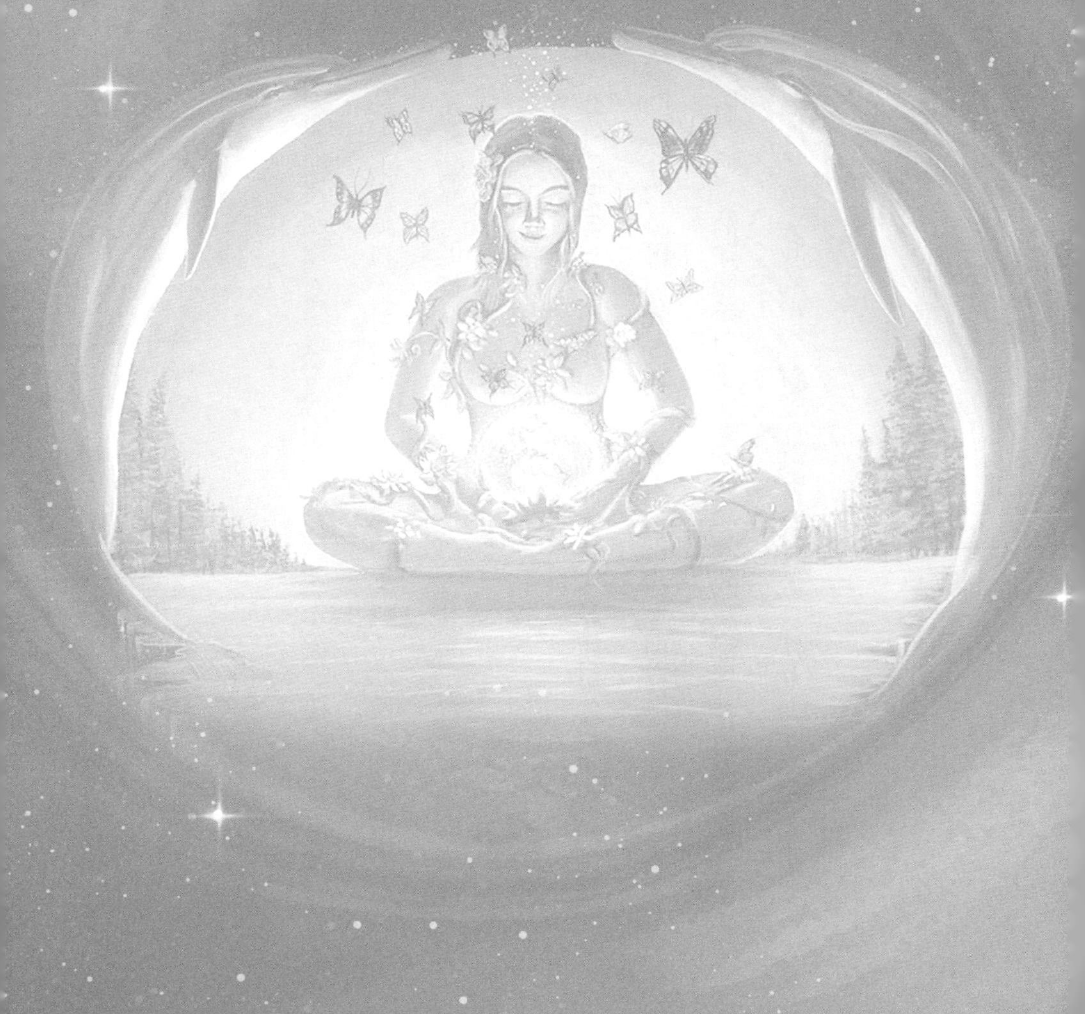

黑暗中的光

我原本很感激自己可以幸運地在劍橋大學攻讀博士。但在第三年後，這份幸運漸漸轉成不幸。我成天感到沮喪，失去工作動力，對爲了競爭、比賽變得無情而自私的學術生涯感到失望。最高學府的表象光鮮亮麗，但實際生活卻是在幾乎沒有共享、互信或正向人性的環境中。

當我回想在布里斯托大學（University of Bristol）念碩士時，我喜歡來自世界各地好友的幫助和支持。也因爲這個美好的讀書經驗，讓我想要繼續求學。但在劍橋的學生生活卻是一個不同的世界。我的同學爲了消除競爭對手，隱藏獎學金的訊息，我很驚訝。失望的是，爲了競爭，忘了人情溫度。這與我的信念背道而馳，我喜歡合作互助而非互相廝殺的生活。

在博士班的最後一年，我經歷了一段非常艱難的憂鬱時期，我意識到這樣的學術生涯不是我想要的人生規劃。我反覆掙扎，無法放棄這個高學位以及它將會帶給我的社會地位。我以爲自己可以違反內心，放棄靈魂深處的聲音。再一年就可以撐過去，再忍一忍就可以拿到學位。

這是一場內在的鬥爭，我花了整整一年的時間，每週和心理諮商一起找出問題所在。最後，諮商師的引導讓我意識到，我的問題其實只是我沒有走該走的人生道路。我覺察到了，如果我過著沮喪的生活，即使我似乎有所成就，那也不值得，這只是爲了別人而活。我快要過不下去了，才知道我不能再繼續強迫自己了。

我心裡想著：「如果我走不下去、活不下去了，我的生命帶來了什麼意義？我來到世界上眞正爲的是什麼？

「我應該不是只爲了滿足社會和家庭期望，活在別人的眼光中，做與所有人都做的事一樣——賺錢、結婚、生子，然後生命就是爲家庭犧牲吧？

「我的人生該不是只是扮演好社會期望的角色，完全爲別人活，然後就結束？」

我知道我的人生不是來重複播放我父母的人生，雖然他們過得很好。

慢慢地，我開始看到黑暗中的光。

那一刻，我才開始誠實地問自己爲什麼要活著，我眞正想過什麼樣的生活。內在的回答讓我驚訝，因爲我以前過的教師生活雖然穩定、受尊敬，但並不適合我。

那樣的人生是爲了別人活的，是爲了滿足我的父母、家人、社會對我的期望，以及我對自己享有高聲譽的盼望，我無法只是爲了擁有「世界上最好的大學博士學位」的那種驕傲感而活了。

我的靈魂覺醒了，我已經無法再忽略自己了！

我內在傳來的聲音突然變得好清晰，「跟隨心靈的呼喚並爲全人類做點事，去分享知識和生命中該有的喜悅！」

我已經在教育方面進行了十多年的教學和研究，並且擁有數學和教育研究三個學位。

在這個過程中，不但有感教育制度的僵化與對人的負面影響，更希望看見未來的教育不再是重視競爭、成績，卻忽略每個人獨一無二特質的制式化填鴨教育。

如果我要回饋世界，我想創建一所能夠爲世界帶來正向改變的人類學校。一個著重在互信、合作取代競爭的教育方式。最終，內在聲音的引導，讓我彷彿從無盡的黑暗中看到了一絲光。

這是一個非常困難的決定，關乎我的人生方向、對自己的定義。我花了一年受苦的時間，才得到體悟——

The splendor of life is short-lived,
and its appearance is only to prompt the
search for a more authentic self.

生命的精彩是曇花一現，
它的出現只是在促使尋找更真實的自己。

我不得不放下。當我不願改變生活狀況，巨大的痛苦和掙扎壓著我。相反地，當我跟隨心，順流去過人生，比對抗這些內在衝突容易些。很感激這覺醒幫助我擺脫困境，儘管當時的我在經歷地獄的暴風雨。

以愛為中心的人類學校

我決定放下學位的那一刻，恰逢其時，不可思議的事發生了。我很久沒有聯繫的西班牙朋友煥出現了。在那個神奇的時刻，他在網路上線來問好，告訴我他和在智利從事教育企畫的朋友一起計畫辦學校。

他的人生故事，以及他如何實現自己的夢想使我深受感動，他以朝聖模式從馬德里穿越歐洲，搭火車前往中國、尼泊爾，最終到達印度。經歷了環遊世界的巡禮，他跟隨朋友的號召在智利開始了教育計畫。

我好奇地問，「你們在做什麼計畫？」

「我們正在建立一所人類學校。這將是一個以愛爲中心的教育中心。讓教育眞正啓發人心，而不只是一個賺錢的手段。我們也正在尋找可以一起創校的人員。」

我很驚訝，「哇，聽起來很棒。這不就是我一直夢想的嗎？」

我常想如果我要改變世界、做出對人類有貢獻的事情，就要創建以愛爲基礎的學校。因爲我曾在英國體驗過不同的教育模式，強調人性化的適性教學帶給我強大啓發。尤其是有別於亞洲的考試升學方式，大部分都是用繳交報告、個人深入學習的方式，以品質而非量化的方式來做評量。

這樣的模式才能眞正出於興趣、有動機、以正向喜悅的心態來學習，效果是加倍的，對學習者來說也有意義和啓發。這和以往被逼、被比較的模式不同，學生的價值感不存在於成績，對學生個人的自信以及找到自己的人生方向有更正向的幫助。我希望能用這樣不同的模式來改變教育、改變世界，因爲我相信教育是變革的根源。那天我問自己對於接下來的生命有什麼願景時，內心浮出的願望與這個計畫如此相近，令我驚訝。因此我立刻加入成爲計畫的人員。

在這之前，我得到加拿大蒙特婁大學和西班牙巴塞隆納大學給我的研究工作。能夠去這些美麗的城市工作已經是夢寐以求的難得機會，但我知道這些經驗將不會比給予自己探索內在和實現夢想的經驗更好。所以我選擇接受未知的考驗，因爲我最受南美的計畫吸引。

這是我第一次允許自己不切實際地進入不尋常的旅程，我相信我值得令人振奮的人生經歷。這意味著我不得不面對巨大的恐懼，同時也因爲對未來不知道會發生什麼而感到興奮。雖然我的邏輯思維害怕未知，但我跟隨了我的心，就像選擇從懸崖上跳下來會粉身碎骨，我仍然選擇跳。我心的呼喚超越了我頭腦的聲音。各種高潮迭起的經驗，意想不到的挑戰和有趣的人生歷程，跌宕起伏。我飛往天堂，過上超出夢想的生活。

勇敢的決定

我放棄博士學位的那一刻，我感到自由，因爲我不再承受自己必須是「世界上最好的」頭銜的壓力。我開始覺得自己可以做我自己，不需假裝也不需完美。我是僅此唯一，不需要任何花哨的頭銜，也不需證明自己的價值。

這樣的決定讓我覺得自己處於世界之巔，我可以自由做我想做的任何事情，我感到所向無敵。我不需要考慮未來，不需要在乎朋友和家人的批判、評斷。不用考慮未來和其他事情，這眞是一種極大的解脫。直到我減輕了壓力，我才意識到我背著多少包袱。這是我第一次感到如此欣慰，就像我第一次眞正地放寬心去呼吸！

我了解到，最終這些挑戰性的人生課程，是使我成長爲一個充滿愛、信心和自由的人的必要歷練。

我覺得生命是充滿神奇力量的，但需要的是信任，並跟隨它的帶領，它不應該是被掌控或被人盤算好的。我拿著蘇珊・傑弗斯（Susan Jeffers）的書《恐懼OUT》（*Feel the Fear and Do it Anyway*），這本書使我充滿信心，認爲我在爲自己做正確的事，好像有被加持的感覺！

我對這個奔向未知的決定感到篤定，我毫不猶豫地買了機票。在飛往智利聖地亞哥的飛機上，我感到非常興奮，也害怕陌生人說著我不懂的語言，新的文化讓

"Pushing through fear is less
frightening than living with the underlying
fear that comes from a feeling of helplessness."

——Susan Jeffers

Feel the fear and do it anyway

「忍受來自潛在恐懼的無助感
比克服恐懼更可怕。」

——蘇珊・杰弗斯

《恐懼OUT》

我又愛又怕。

我從未去過南美，這個地帶一直都因爲危險、狂野而享有盛譽。在我的圈子裡，像我這樣一個女孩獨自旅行並不被認爲是明智的選擇。

從那一刻起，我確信地球——宇宙——是有生命的。當我關上一扇門時，另一扇更好的門爲我打開了。這不是由我安排掌控的，是宇宙生命的流帶領著我，也徹底改變了我看待世界和生命的歷程。

轉身，從大腦走向心

不管我的心和腦有所衝突，我仍決定敞開心，並相信無論結果如何，我都會讓生命有所體悟和收穫。我感謝有機會與煥一起踏上這趟人生旅程。

很神奇，煥曾經隨口說：「混血兒很漂亮，我們的寶寶會很可愛。」

而在飛往智利的航班上，當我正在放置行李時，突然靈光一閃，收到一個訊息：「你將要與這個男人生個寶寶。」

我的邏輯大腦立即回答：「別鬧了。我還不太認識這個男人，我怎麼能和他一起生個孩子？」

這對我的認知腦來說是很荒謬的訊息，但我的心卻很高興，我從不反對當媽媽。從那時起，這個訊息就非常固執地跟隨著我，我認定了他是我未來小孩的爸爸。

煥和朋友親切地接待了我。他們是非常有趣的人，他們擁有充滿活力和快樂的能量，與我之前劍橋世界的高傲、拘謹截然不同。在劍橋，每個人都很認眞、嚴肅地專注在學術，而且大多數人年齡較大，二十幾歲的我在進入劍橋時總是希望自己可以早一點有白髮，似乎這樣比較能融入，講話會比較有重量。到了智利，感覺就像我從一個世界走向了另一個完全不同的維度。

這些在智利的朋友們，充滿了截然不同、年輕、友善和正向的生活態度。我剛滿三十歲，相對於在劍橋時總是武裝自己的我，終於可以再一次去感受年輕又瘋狂的輕盈。我活在當下，他們的正能量和開朗打開了我的心。

在這裡的生活從未停止讓我感到驚奇，旅程在各個方面都循序漸進地變得更加有趣。這個過程中，我經歷了我一生中最美好的時光，也經歷了艱難的時光。我經歷了一段奇妙的旅程，來到了這個神祕、充滿冒險的世界，旅行、學習和體驗生活。

之前的我總是以現實面爲考量，也不太爲自己著想。天時、地利、人和的現在，我有存款，也有時間，也有自由。我很幸運能進入新思維的學習，並了解靈性面向，無條件去愛和生活。我想去理解這些新的思維和生活方式，學習一些有啓發性的東西。我開始閱讀靈性的書籍，例如《一個瑜伽行者的自傳》（*Autobiography of a Yogi*）、《當下的力量》（*The Power of Now*）、《吸引力法則》（*Law of Attraction*）等。

對我來說，這是一次令人大開眼界的經歷。我的過去傳承了非常傳統的制度和舊的思維模式。我想了解這些新的意識，融入這個新團隊和新思維運動。

越了解計畫內容我才發現，我們進行的計畫與我的專業相去甚遠。當我在劍橋大學讀博士學位時，我只知道正式教育系統。在進行教育研究時，我只知道這一種高度控制是基於競爭的高壓教育體系。與他們一起工作的經驗使我了解到，對於孩子來說，不一樣的教育模式是可能並且更好的。我開始意識到正式教育其實是不太人道，缺乏對愛、合作和同理心的。

我意識到自己和一群特殊的人在一起，他們從心出發，充滿愛。看到人們對教育和生活有不同的想法，我十分驚訝，原來正向積極的人類世界可能是眞的存在。他們的意識爲我帶來了挑戰，他們關注於如何賦予孩子力量，如何強調自由和重視情商。在我所知道的學校系統中，唯一重要的是學科，但我這時才深深體悟到只有看到主科，忽略其他面向帶來的失衡，對學生身心的影響。

全新的生活教導，讓我學習如何成爲一種新的人——讓我從大腦主控走向心。我變得更加以心爲主體，而不是只專注於大腦。在這裡，我必須學習將過度開發的大腦關小，走向心的聲音。

我相信完整的教育不僅要與理智、邏輯、科學連結，還要與愛以及內心和情感建立聯繫，這才能發揮教育眞正意義。不然，我們只是在訓練機器人、沒有感覺情緒的心靈空洞人。自從我開始接觸人類的身心靈領域，我就愛上了可以活出自己內心和快樂的感覺。

當務實派遇上夢想家

我通常是個務實派，煥與我截然不同，是一個夢想家。他有一種被愛和幸福的頻率圍繞著的超現實光環，很奇特的是他的夢想總能實現，總是活在人性的光明面上。對這一點，我嘖嘖稱奇，好像是魔幻的正向世界與一般平凡無奇的宇宙並行著。我一開始對他所描述的世界半信半疑，因爲這不是我過去曾體驗過的人生，但他用生命帶領著我走向奇幻旅程。

他充滿靈性和夢想家的精神，走過非常特殊的人生，讓他的人生哲學與一般的思維方式完全不同。我花了很長時間才了解他，進入他的世界去體驗他對生活和現實的看法。

他曾在大三的時候罹患癌症，那時候的他在英國大學念物理系，充滿抱負與希望。當他被醫生宣告他只有三個月的生命時，經歷了極大的崩潰，原來對人生的規畫：好好念完大學、找一份工作、成家、立業等該做的事，一夕之間變得毫無意義。但當時的他才二十歲，他告訴自己：「我的生命即將消逝，只有短短三個月的時間能夠找尋生命的意義，我沒有任何時間可以浪費！我一定要找到根源，探究生命的眞實意義。」

接下來他開始研究全世界各國的所

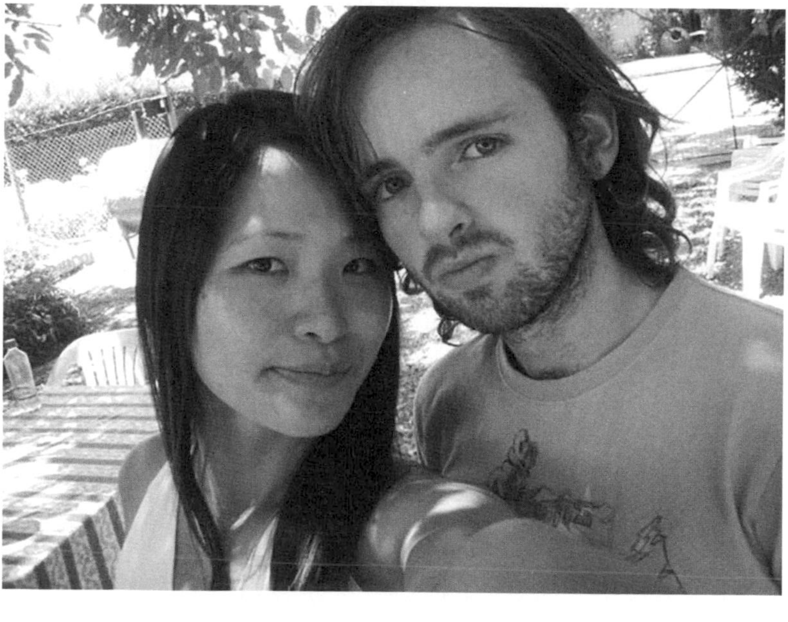

有經書——《聖經》、佛經、《道德經》、《薄伽梵歌》等，希望能找到答案。這時候的他也因爲有時間的急迫性，以眞誠的心去深入探究，得到了對生命很深的領悟。

一天，他祈禱著：「不管是什麼神，耶穌、佛陀、濕婆神都好，請再給我一次機會，讓我活著，我若能夠活下來，我的生命就是完全奉獻給祢！」這時候的他，與他的靈魂相遇了，有了強大的覺醒，生命有了新的意義！

下一次的化驗報告出來了，醫生很驚訝地發現他的所有癌細胞奇蹟似地消失了！醫生還說，這樣的例子全世界只有三例，他一定要研究煥這個個案，看看到底發生什麼事。

獲得重生的他，對生命有了不同的見解，對於人生的優先順序完全地改變了。與他相處是具有挑戰性的，我必須學習一個前所未有的全新視野，無法用一般人的思維來運作。也因此我被帶入了一個充滿驚喜、魔幻和美麗的世界，同時充滿著未知和高度挑戰。

過去的我受過嚴格的學術教育，只有科學和邏輯思維。大腦過度開發，長時間專注在思考的左腦，我長期無法與人深入交心。那時引起與煥的眾多爭論，我開始感到非常難受和消極。

我用邏輯思維無法理解許多事情，這對煥來說非常困難，而且問題不停持續。我被教導要以特定方式表現，我也難以容忍周圍的人以不同的方式思考或採取行動。當他們不同時，我便對他們感到反感。

經過幾個月的相處，我們的關係出現許多問題。慢慢地，我開始從熱戀期醒來，看到我戀愛關係的現實。我感覺對他的熱情就像我一生的最愛，我對其他人不曾有如此深刻的體驗。我認爲他是我的「唯一摯愛」，所以我希望他能做到完美。但他不是完美的，也沒有人是完美的，這就是我感到無奈的地方。

除了向這些年輕、自由奔放的人學習之外，我還經歷了在南美洲的意外冒險。煥多次建議我們出去旅行，但我拒絕他的想法。當時，我沒意識到我不給自己足夠的自由去冒險，我不敢花錢和擔心旅行途中的諸多不便。出於恐懼，我選擇住在智利聖地亞哥這個華麗的城市裡，但也把自己封閉了。

我必須在冒險與舒適圈之間做出選擇，這是一場持續不斷的掙扎。我們不停地討論，希望能讓我突破這個可怕的循環。最後，我選擇了僻靜。

我問問自己：「有生以來最想做的事是什麼？」

我從智利年輕人那裡了解到，我可以在有需要的時候給自己時間、空間去靜心、冥想、放空。當遇到太多挑戰時，我開始僻靜，以便與大自然在一起並享受愛自己。以前我從來沒有給過自己時間去享受與內在的自我、靈魂相遇。

終於，我給自己放了假，在美麗的埃爾基山谷（Valle de Elqui）度過了幾天，只是爲了靜修，與「我」在一起，去感受對自己的愛。在那裡，我給自己充滿愛的空間，可以閱讀和思考、游泳和練習瑜伽。我感到如此輕鬆、平靜與自由，這是我一生中最自由的經歷之一，原來我可以被自己好好對待。從此，我也愛上了自己僻靜和給予人僻靜的機會，這也就是爲何我現在的工作之一是帶領僻靜營。

當我意識到自己內心的渴望，我允許自己出去走走，藉此機會環遊智利。我們有了很多有趣的第一次，像是在阿他加馬沙漠（Atacama Desert）中露營，並參觀智利的許多聖地，以及我這輩子見過最純淨、最宏偉的巴塔哥尼亞（Patagonia）的自然景觀，這是我見過最原始的處女地。現在回想起來，它們是生命中最自然純粹的禮物。老實說，我不得不面對這種新生活模式的巨大

"Move out of your comfort zone.
You can only grow
if you are willing to feel awkward and
uncomfortable when you try something new."

— Brian Tracy

「走出你的舒適區。
只有在嘗試新事物時願意感到尷尬和不舒服，
你才能成長。」

—布萊恩・崔西

恐懼和懷疑。但每當我跨越舒適圈，進入挑戰和冒險，新經歷總是帶給我喜悅與和平。

我足以做我自己

煥成為我的靈性啓蒙導師，他領著我走向心靈的境地。我學到有關生死和存在，以及人生、愛情和人際關係的新觀念。過往學科的學習從不曾帶給我這麼大的悸動和感動。我可以在學術上有卓越的表現，但卻也忘了我是有情緒、有靈魂的人。

我不斷地在我的直覺右腦、內心和邏輯思維左腦之間來回移動掙扎。我是一個務實的人，所以會不斷關注物質現實層面上的問題。我打理大部分實體方面的工作，因此我們的日常生活對我來說並不容易。

「為什麼我要為他做所有事情，為什麼總是我在處理瑣碎的生活事務？」我問自己。我不平衡，抱怨他只是在高談闊論夢想般的生活。

我的頭腦說：「我做所有事情，買菜、打掃、洗衣……不公平！」我的負面情緒出現了。我們開始無休止地爭論。我決定要結束這段關係，我不想再陷入這種受害者的境地。

我自願做所有工作，然後責怪他沒有任何感激，卻沒有注意到他從沒有要求過任何東西，我只是在自導自演不被感恩的戲劇。我不知道那是我自己的課題，因爲我沒有把自己當成值得被感恩的，這是問題的根源。當然，那時我沒有覺知，也不會承認是自己的問題。

我不斷地與自己的角色衝突，讓我不得不面對並看到眞正的問題，我花了很多精力才意識到自己在問題中的角色。我意識到，我必須先看到自己的價值，而不是總是向那些沒有按照我想要的方式對待我的人抱怨，向他們討感恩和尊重。

只有當我眞正愛自己時，先善待自己，事情才能順利進行。我必須有主見並說出我的眞實想法，表明對我自己的尊重。

這是自愛和自我價值的課題，我對自己的自卑和缺乏自我的愛慢慢有了覺察。我一直在外面尋找認同，這樣我才能感覺自己夠好，但我從沒走向內在。

我一直對自己說：「有了學位，也擁有豐厚的職業和金錢時，我就夠好了。」接下來的事情是：「和這個人在一起時，愛情生活將會很美好，我會幸福。」

慾望無止境，卻也是空洞的。所有的尋求總會落空，唯有回到自己。當自己認清了自己是被愛的，尤其是被自己愛的，就不需一直向外尋求愛了。自己的愛可以源源不絕，永無止盡。

"You have to be able to love yourself
because that's when things fall into place."
— Vanessa Hudgens

「你必須能夠愛自己，
因為那是事情水到渠成的時候。」
——凡妮莎．哈金斯

我缺乏的是對自己的愛。

我的主要課題其實是去認識一個簡單的事實：「我足以做我自己，我夠好了。」

I am good enough, I am ENOUGH!

3

懷著寶寶環遊世界

（智利—英國—西班牙—台灣—夏威夷）

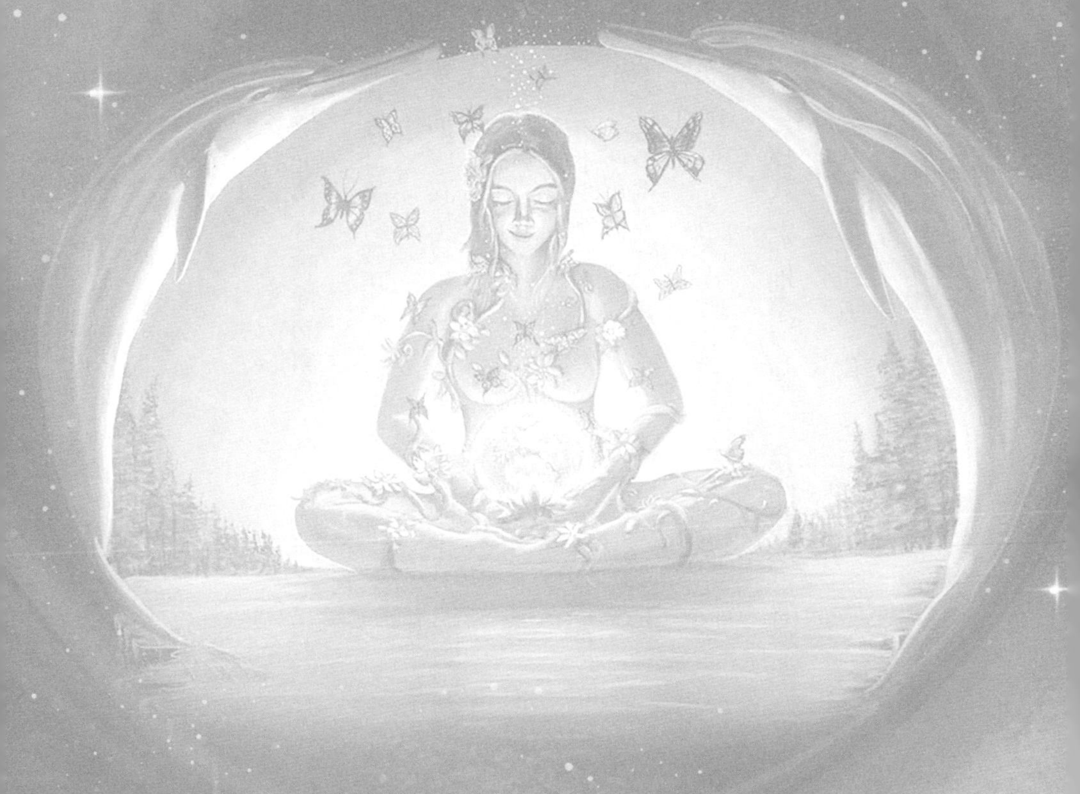

智利

這一年的尾聲，我們經歷了非常挑戰性的衝突，雙方都同意分手。很快，我們又復合，當憤怒的時刻過去，我們跳回去想要再次建立關係。

初次見到他時，我就覺得他應該是我生命中的男人，那是我對他的深刻感覺。

我們見面的第一天，已經在談論寶寶。在整個旅程的一年中，我一直堅持要生個寶寶。我覺得是時候生寶寶了，但他只有二十四歲。全年，我一直在逼他，也給他壓力。年輕的他一直說不想，因爲他還沒有準備好。

有一天他打開門，很突然地說：「讓我們生個孩子吧！」

我沒想到之後帶來的恐懼，比我想像地還要強大。我們開始不斷吵架，直到有一天我受不了了。我叫了車離開，當時我們還不知道，我可能懷孕了。

我有機票可以回英國，剩下兩個星期出發。我去了智利北部拉塞雷納（La Serena）

海邊的小僻靜所，我喜歡擁有美麗的空間，並且參加瑜伽課來放鬆身心，那對我來說是一個很棒的一周。

我當時正處於轉折點。我一個人，不知道下一步該怎麼做。我買了驗孕棒測試，結果爲陰性。幾天後，我發現自己的月經晚來得很奇怪，因此我又做了一次驗孕。

看到兩條小紅線令我整個人激動不已。確定懷孕了，我非常震驚。我回到了智利聖地亞哥，我想與煥面對面討論這件事。那一刻，他仍因我們的分手而痛苦著。當我告訴他我正在懷著他的孩子時，他更感到無所適從了。

我們百感交集，我無法與他好好溝通我的需求以及我對他的感覺，我感到很孤單。我當時住在旅館裡，電腦被偷，深感沒有人可以求助的孤獨感。在智利我所有的朋友都是他的朋友，因此我不覺得自己在那裡有人能提供援助。

分手與懷孕混在一起，我們很難達成對雙方都有利的協議。他願意擔當寶寶父親的角色，但他對復合並建立家庭不感興趣，他要我在智利租一個地方並生育孩子。那時候，我有兩個選擇，租一個地方一個人生小孩，感覺孤立無援。或者回到歐洲，有朋友支援。最後我不得不選擇離開，獨自在他鄉面臨分手與獨自生產實在太難了，離開對我來說反而是一個容易的選擇。

英國

我離開智利，離開了他，然後把肚子裡的寶寶帶回了歐洲。我在英國待了兩個月，只是爲了有時間去感受自己的情緒，了解懷孕過程並獲得朋友的支持。但在沒有家庭的情況下，成爲一個單身媽媽，讓我感到非常痛苦。

我在英國讀書，我以爲我一定有機會獲得醫療服務。這時我借住在伯明翰的朋友家，去了國家衛生局，卻被告知在那裡我沒有註冊助產師或醫療保健。我已經在劍橋正式註冊，所以我不得不回到劍橋。但我在劍橋沒有地方可以住，那裡的租金和生活費用很高。

我回到倫敦，得自費產檢，去照超音波。在超音波掃描中，寶寶只是一個小點點。與旁邊的腫瘤相比，它看起來很小。醫生告訴我子宮頸有直徑五公分大的腫瘤時我很害怕，醫生說這可能是高風險的懷孕和會有危險的生產。

這個消息對我來說是很大的打擊，原來我沒有力量去面對這些生育的困難。我寫了一封電子郵件給煥，說明了我的難過、絕望和孤獨，我感覺懷孕期間我沒有得到他的任何幫助。煥感覺到我需要幫忙，同意離開智利，來到英國，並在整個懷孕過程中陪伴我。在我們團聚在一起的那幾周裡，煥用所有美麗的能量療癒和冥想來滋養我。與他在一起期間，我感到深深地被愛、滋養著。

我們也回到了劍橋，去找我的家庭醫師產檢。英國的健保制度跟台灣不太一樣，任何大大小小問題一定先找專屬家庭醫師，小問題他會提供方法，大問題再轉介給專業醫師。他是我在英國劍橋念書時的主治醫師，因爲已經給他看過多年，所以很有親切感。他大概知道我大大小小的毛病，所以還跟我話家常一番、很友善地跟老公問好。

當他知道我懷孕的時候，像朋友一樣、很高興地跟我們恭喜，拿出一大袋的懷孕禮袋。裡面有詳細的懷孕手冊，大大小小的禮券、生產衛教、媽媽手冊還有懷孕禮金等等。醫生花了三十幾分鐘解釋所有懷孕過程及注意事項，更有耐心地回答我們所有困惑的問題，讓我感到心情放鬆很多。

英國的健康保險模式很人性化，當你一懷孕並與家庭醫師聯絡後，經過他們評估，如果不是高風險的孕婦，就會馬上免費分配到一個專業助產師。她會常常電話聯絡關心你的狀況、定期到家裡幫你產檢，並指導很多懷孕的問題以及教一些可以幫助生產的運動和生產的選擇等等。

因此我接觸到多元化溫柔生產選擇，譬如居家生產及水中生產等。我很驚訝地發現，一般是只能到醫院生產，但在這裡生產並不是只有單一的選擇。這些選擇好像聽起來有點奇怪，跟標準傳統在醫院產檯上的生產不同。但我聽說在英國很流行水中生產，我很好奇，我上網查詢相關資料，到處問一些已經有另類生產經驗的朋友。發現原來她們的生產經驗是不錯的，可以不用打無痛就順順地生，可以舒適地在家生產。原來生產可以一切都是由自己做主，不會有「生不由己」的感受，很令我開心。

所謂的居家生產（Home Birth）是可以選擇在家、在自己熟悉、可以放鬆的環境裡生產，只要開始宮縮，就可以打電話給專業助產師到家中接生，不用一邊陣痛還要一邊坐著車子顛簸、受折磨地送到醫院。還有可能與即將臨盆的孕婦共處一房，還得聽好幾個小時的哀嚎及大叫。

因爲是在熟悉的家中，不像在醫院裡的緊繃環境，可以比較放鬆，也可以聽音樂，想吃什麼就吃什麼。也因爲心情放鬆，身體自然放鬆，生產會比較快也比較順利。另一方面的好處是，可以不用一直換待產房、產房、換床等等，可以在自己的床上生完就休息、不用住院，又可以跟剛出生的寶寶馬上培養溫暖的感情。

重要的是，剛出生的寶寶必須要立刻跟媽媽進行肌膚接觸（skin to skin），最好是馬上哺乳，這樣可以成功哺乳的機會能大大提升。反觀傳統的模式則是一出生就立刻把寶寶和媽媽隔離，去量體重、作一些不必要的例行公事，然後讓寶寶孤孤單單地躺在保溫箱裡，錯過寶寶初到這個世界可以與媽媽培養感情的重要「黃金一小時」。

專業助產師和我們印象中傳統的產婆不同，她們是受過專業醫療訓練並擁有執照的，在接生的時候會準備大大小小的用具，連氧氣筒、縫合用具都帶齊全。當然如果你是高風險產婦或是胎位不正的話，她們就不會讓你在家生產，而會推薦到醫院藉由醫療幫助自然生產或是緊急時剖腹生產，所以也不用擔心她們會誤了你的大事。

更棒的是水中生產（Water Birth），科學研究顯示，因爲胎兒本來就在羊水裡面游泳，所以生出來的時候如果也是在水中，同樣的溫度對胎兒來說是比較好的轉換過程，胎兒受到的驚嚇比較不會那麼劇烈。加上泡著三十七度左右的溫水，有著像泡溫泉的放鬆效果，太舒服了。

如果母體是放鬆的，那胎盤的運作就會更順利，不會因爲緊繃而無法好好讓胎兒下降。產婦放鬆地讓產道全開，胎兒就可以更輕易地滑出產道。我好像發現新大陸一樣地開心，因爲這些選擇正是我比較能接受的方式，我完全不能想像自己悲慘地在可怕、冰冷的醫院裡任人宰割。

可惜的是，我當時並不想孤單地在冷冰冰下著大雪的英國待產。西元二〇一〇年冬天是號稱一千年來最冷的冬天，不適應這樣下雪寒冬的我完全不想出門，可是每天悶在家裡又太不健康。於是，老公提議搬去他的西班牙老家馬德里，那裡有他的爸媽可以幫忙照顧又可享醫療費用全免。我想，如果不能親近自己家人，去親近他的家人又可以多花時間培養婆家的感情也很不錯。於是，我們便在懷孕第四個月的時候搬到馬德里去住。

西班牙

我們決定去西班牙，好處是可以和他的父母在一起，並享受免費醫療。煥的媽媽是護理師，她可以在懷孕和生育方面幫助我。唯一的難題是台灣護照免簽只能在歐盟國家待九十天。

第一次見到他的家人很高興，對西班牙家庭有了更多的了解並得到細緻的照顧。我本以為西班牙應該會像英國一樣先進，會提供一些溫柔自然生產的選擇。但看完幾次醫生之後才發現，他們的制度沒有提供專業助產師來到家中。

令我驚訝的是，我去做產檢時，醫生對我非常冷淡。整個過程就只是一連串檢查、測試清單執行和照超音波。醫院根本不在乎我的感受，它充滿了顯示寶寶狀況的冷冰冰數字，沒有任何溫暖或支持。我覺得我需要找其他的方法，過了免簽的日期之後我將沒有合法身分，因此無法在西班牙生產。

我們經過深入討論，決定結婚，讓我可以在西班牙合法居住。當時的我們為了辦結婚的文件忙得不可開交，跑司法部、外交部、台灣駐馬德里辦事處等等。忙了兩個月，原本以為可以在預約好的大日子結婚，結果到了預約日期當天才發現那個預約日只是送件審核，而審核的時間大約是八個月，等到我可以辦好居留證都是一年後了！我想這拖太久了，我的三個月歐盟免簽也快用盡了，總不能當非法居民還生小孩吧！

在這種情況下，我們決定回到我的家鄉——台灣生產。那是我懷孕期間第二次橫跨大洋的長途飛行。

台灣

談到回台灣生產，我嘗試與家人溝通，但我受到家人的威脅，說如果我們不結婚，我就會被家族拒絕在外。家人對我成爲一個單身媽媽以及生下一個非婚生的孩子十分不諒解，這是一場巨大的家庭戰爭。

我必須面對自己的文化、人們的批判，以及讓家人蒙羞的衝擊。低落的心情加上孕期的不適，煥那時安慰我，也給了我很大的幫助，還好我們計畫回台後馬上登記結婚。這是煥向我的家人展示誠意的好機會。我愛我的澎湖島，在那裡我與海豚一起長大，我也希望讓他看看我的成長環境。

折騰了一番終於回到台灣，本來我對台灣的健保制度從沒擔心過，甚至還引以爲傲，便預約家人認識且推薦的名醫去做產檢。

萬萬沒想到，才在掛號的時候就被護士兇巴巴地問：「你的懷孕手冊呢？」

我挺著七個月的大肚子，疑惑問：「我沒有耶。什麼懷孕手冊啊？我剛從國外回來不太了解。」

這個護士連解釋也不想，就又問：「你今天是要看醫生還是產檢？」

我被這麼一問又更困惑了，「我今天是來看醫生，也要產檢。」

護士白了我一眼，好像我是外星人似的，生氣地說：「那就是產檢，去那裡坐著等叫號」。我心想，天啊！好沒禮貌的對待，好像我欠了她錢似的。

進了看診室，醫生連招呼都不打、什麼都不問地，就要我躺下照超音波。接著醫生就很制式化地說：「這是胎兒的心臟，有跳動，是女生，二十九週，胎兒體重兩千零五克。」接著就要趕人似地要我走。

我心裡一慌，趕忙問：「我才剛從國外回來待產，我不太清楚這裡的方式，我有很多問題想問。」

醫生嚴厲地回說：「我沒時間回答，有問題出去問護士！」隨即就叫下一位進來。我這才發現，原來這個所謂的名醫要在三小時之內看五十個左右的孕婦或有婦科疾病的病患，平均每個人只有三分鐘。我一出門後看著兇巴巴的護士，想著如果要被當白痴一樣對待不如回家，我問也不問就離開了。

這樣的名醫待遇眞是令人震驚！我從英國獲得的產前服務受到許多的關懷和溫暖，醫師爲我提供了許多生產選擇，以及細心解釋如何照顧自己和寶寶的重要訊息。在台灣，產檢就像是筆交易，完全冷淡無情。我拜訪了許多醫生，但沒有找到我感到滿意的人，一切都很令人失望。

好像在這裡孕婦都被當作是沒有自主性、沒有靈魂、沒有感覺的生產機器人。整個懷孕的過程，在醫生看來就是很制式化的產檢、抽血、驗尿、照超音波等等。一般的醫生不會在乎個人的問題或協助處理情緒上的恐懼感。

在這裡的文化中，經常聽到這樣的生產故事：如果媽媽生產時間不是按照進度表（一小時要開一公分），醫生就會說是產程遲滯，需要進行剖腹產，等待自然慢慢生產似乎是沒聽過的事。注重效率和安全性的重要程度，遠遠超過媽媽的感受和寶寶準備好瓜熟蒂落的時機。產後憂鬱的發生變成是常態，我可以清楚地看到這些關聯。

醫生通常會覺得生產是危險的，所以他們選擇做最簡單、最快、最安全的事情。大多數婦女會遵循醫生的話，而不會相信自己和人類自然生產的本能。在我看來，去相信一個陌生人而不相信自己本能實在很奇怪。我個人更希望在平靜的環境中生產，而不是在一個無能為力的剖腹手術中度過。

於是，我開始搜尋台灣是否有水中生產的可能性。還好被我發現在台北的確有一家醫院提供水中生產。我很興奮地預約北上去產檢，結果發現，可能會幫我接生的醫師並不那麼溫柔，同樣是制式化的機器人對待。

全台灣只有兩間產房有水中生產的大浴缸，問到的答案是，如果我要生的那天，剛好在我之前有兩個孕婦也開始產程，那麼水池的產房就輪不到我了。對於家住南部的我，原本計畫要爲了水中生產去台北租房住幾個月，結果也不能保證我可以水中生產，實在是大失所望！

女人，值得更好的對待

儘管我在醫院的經歷令人失望，但在台灣還是一段不錯的旅程。至少，我們正式地登記結婚了！

結婚登記在台灣是一項快速的民事登記，只是一些文書工作。進入「婚姻」之後，我開始更自覺地進行探索。煥一直告訴我他反對結婚，他同意結婚只是爲了使居留更容易，讓我們可以住在同一國家。

他不相信兩個人簽訂合約，就代表被綁住，應該要一生一世永遠相愛。在他看來這是不可能的，他無法簽署對未來的承諾，因爲我們無法知道自己將來會成爲什麼樣的人。對於某些人來說，婚姻是爲了安全感，但它給你的是一種錯誤的安全感。當一個人結婚時，感覺就像我正式擁有這個人，或者我和這個人永遠在一起。但事實並非如此，因爲如果其中一個人不想繼續，婚姻就會破裂。我同意他的觀點。我也不太了解傳統的婚姻觀念到底爲何可以如此運作，也許是因爲這些人永遠不會變吧?!

但是，我內心深處對婚姻的感受是美好的。我喜歡的是兩個靈魂的合體，兩個人在一起體驗並共同創造人生旅程眞是太神奇了。從某種意義上來說，我覺得它很美好，但是也許兩個人不需要結婚也是可以經歷這段旅程。「我們現在正式是夫妻了。正共同生活、共同孕育孩子。」我腦中積極的聲音使我對婚姻充滿了浪漫的感受。不過煥不同意婚姻，所以雖然表面上已簽了婚約，但夫妻的頭銜使他感到恐懼，感覺太嚴重了，我很難接受這一點。

在台灣，婚姻是社會的一個積極面向，因爲社會比歐美保守，結婚讓我有一種融入社會的感覺。看到團結的家庭，我的老公與家人見面，並了解我的文化眞是太好了。但生活在台灣對他很難，因爲他覺得台灣工業嚴重污染，人們對正在發生的事情，以及食物毒性和心理中的負面意識沒有覺察。

要住在一個擁擠、污染嚴重、沒有自然環境的灰色城市對煥充滿著挑戰，他正承受著一個寶寶誕生的壓力，我不明白他還沒有爲所有事情做好心理準備。

我寄望他成爲我的伴侶、丈夫和孩子的父親，他應該以任何方式來支援。我傳承了傳統的想法，即配偶應該怎麼做才能在經濟上、情感上和身體上爲家庭提供支持，但他並沒有做到這些，這些傳統的期望給我們的關係造成了巨大壓力。

我期望在父母的溫柔和關愛下回到家待產，但一切跟我想像的相反，我感受到的是孕婦應做什麼或不應該做什麼的限制和規則。我很失望地發現我接收到的建議都是出於恐懼的負面投射和警告。

二〇一一年在台灣，幾乎沒有生產的理想選擇，沒看過有人居家生產，也沒有找到助產師。我朋友和家人的醫院生產經歷充滿創傷和負面的恐怖故事，我被親友的警告包圍了！我知道母體的本能可以自然生產，看到大家都忘了這件事感到無奈。

對我來說，很明顯醫院生產不是我想要的，我內心有聲音告訴我，我應該得到更好的待遇。

我知道我應該聽從內心的聲音。
我知道我應該得到更好的對待。
我知道女人值得溫柔的對待。
我知道我的寶寶應該以一種溫柔和愛心的方式來到這個世界。

我的男人告訴我：相信自己

寶寶來到世界上的第一刻應該是慶祝儀式，而不是充滿流血急救手術的慌張情景，這一點非常重要。老公了解我的擔心是最後要吃全餐（所有的醫療介入都用上了最後還是剖腹），也覺得不妥。

他又開始了他夢想家的瘋狂提議。

「什麼？去夏威夷生小孩？」我瞪大著眼睛看著老公，一副他是瘋了似的。

當時的我挺著八個月的大肚子。心裡想著，我就快要生了，又沒有美國簽證，還要搭長途飛機，加上我在美國沒有健保，也沒有足夠的存款等等，想去夏威夷生小孩是不可能的事。

我馬上就回絕他：「我不可能做這麼瘋狂的事啦！」再加上因爲很多人都想要拿到綠卡，美國通常對去美國生小孩的規定很嚴格，美簽應該拿不到。我怎麼想都覺得這是一件太誇張的提議。

老公發現我對他的提議不但不感興趣，反而還有點生氣，好像是他要逼我去完成一個極度不可能的任務。他便問我一個很重要的問題：「如果你放下所有的顧慮及害怕，只想著你夢想中的生產方式，你會想去哪裡生小孩？」

這麼一問讓我想起幾個月前，我看到網路上有關海豚的生產影片，有個孕婦在海豚的協助下，非常平靜地生下小孩。那個畫面跟我平常想像的生小孩畫面完全不一樣，沒有尖叫、痛苦的表情，反而是充滿喜悅、享受的樣子。寶寶出生也沒有哭，就是靜靜地在媽媽的懷抱裡，充滿愛地與媽媽四目交接，我完完全全被這樣的美麗融化了。

我在澎湖出生長大，從小常常接觸海豚，且熱愛海豚自由自在的美及靈性。我回答他：「如果我可以無憂無慮地做夢，和海豚游泳及生小孩應該是最大的夢想吧！」

雖然嘴巴上這樣說，我還是覺得那是在做夢，我不可能把小孩的性命拿去賭自己的夢想。

但接下來的幾天，夏威夷的海豚好像在呼喚我一樣，我一直無法放下這個遙不可及的夢想。煥一直陪伴、鼓勵我：「你可以的，你值得最好的，相信自己！」

我選擇順其自然，並遵循自己的指導——內心的聲音。

於是我開始展開我博士的研究能力，搜尋美國相關的生產法令及醫療規定，以及去夏威夷與海豚生產的可能性等等。令我驚訝的是，我查到的美國法令並沒有規定即將臨盆的孕婦不可申請簽證，而且更讚的是——法律規定，美國也不可以以我懷孕爲由拒絕我的簽證。可能是老天保佑，我竟然也發現夏威夷有一個鯨豚研究團隊，甚至正在研究海豚與人類生產的關係。

"Nothing happens unless first a dream."

—Carl Sandburg

「任何事情的發生皆由夢想開始」

—卡爾・桑德堡

冥冥中完成夢想的助力

我抱著姑且一試的心情寫了一封電子郵件給鯨豚研究中心，告訴對方我想要參與她們研究的想法，並希望她們幫我寫一封公文信，好讓我可以成功地申請到美國簽證。沒多久我就收到了回信，信裡詳細地記載所有的規畫，和她們的研究計畫會幫助我們的事項，像接機、安排住宿及租車、帶領與海豚游泳等等。我收到回信的時候全身興奮地發抖，突然之間感覺到我的夢想居然有可能成功！我感覺有一種助力要幫助我的夢想實現。自從我開始去嘗試追求自己的夢想，一切都發生地很快也很神奇！

於是，我很快地準備好十幾種文件，千里迢迢、大腹便便地從澎湖搭機去台北辦美簽。到了快要英文面試的時候，我還是等不到夏威夷鯨豚研究中心給我的正式公文，後來才發現，因爲這裡和夏威夷時差快了十八個小時，所以我跟她們約定好的時間已錯過。我只好硬著頭皮、撐著三十四周的大肚子去面試，面試官看著我的文件發現，我先生是西班牙人，先用英文面試，然後問我可不可以用西班牙文面試。還好我過去兩年多來辛苦學習的西班牙文派上了用場，我就用西文跟面試官交談。她看著我剛出爐的結婚證書問我是不是要去夏威夷度蜜月。

我想想也對，雖然沒有計畫，但就順水推舟地回答「是的！」。三分鐘後面試官蓋了章，告訴我：「你的簽證通過了！」

哇！這個任務也讓我完成了！我心想，我已經完成了許多不可能的任務，非常開心也心懷感激，接下來就是長途飛行的問題了。

很多航空公司規定，孕期最後一個月的孕婦不可搭乘長途飛機。尤其我已快進入第九個月，也就是最危險的階段。如果我在飛行途中要生產，機上沒有醫生可以幫忙，對寶寶和我都是很危險的事。於是我到處打聽可行之道，找到一家航空公司規定，若我有醫生開的適航證明就可以飛行。我找了之前看過的醫生，膽小的他立刻就回絕我了。他說如果我在飛機上發生任何問題，就會追究他的責任，他不願意負擔這麼大的風險。我找了另一個醫生也說，他們只可以開診斷證明書說明母體和胎兒都是健康的，但不願意開適航證明。我只好再繼續找新的醫生，我想總會有願意幫忙的醫生吧！最後到第六個醫生，真的讓我找到了！這個好心的醫生仔細地幫我檢查，並開了適航證明。

前往夏威夷的最後顧忌

沒想到這一個個艱難的任務都讓我完成了，我想不去夏威夷也說不過去了。此時我心裡只有最後的幾個顧忌：家人、金錢和安全性的考量。

想到要告訴家人我的瘋狂行徑就讓我心生害怕，我不知道該如何跟他們提起，加上這可是事關人命的人生大事啊！如果出了任何一點差錯，我將會像被判下地獄一樣，不但家人不會諒解我，我也會很難諒解自己。而金錢上的考量，當時我們倆的存款說多不多，大概只可以支付去夏威夷三個月生活及生產的開銷，但我還是擔心如果生產不順利要手術的話，龐大的醫療費用也可能會導致我們破產。

因爲心理上對家人、金錢和生產安全性的顧忌，讓我對於美麗的夏威夷和海豚興奮不起來，接下來的幾天，我和老公花了很長的時間討論細節並做好心理建設。

這樣的準備更加強了我想要去夏威夷生產的決心，我也感覺到冥冥中已經註定，這些事件都有如順水推舟讓我走向這樣的決定，這決定也將會改變我以及寶寶的一生。

但是，我一直還是擔心著這是我的第

"Take the first step in faith.
You don't have to see the whole staircase,
just take the first step."

— Dr. Martin Luther King Jr.

「信念是踏出第一步，
即便當你看不見樓梯時，就是跨出那一步！」

— 馬丁・路德・金恩（民權運動領袖）

一胎，老實說我根本不知道生產到底是不是一件艱難的事。印象中大家好像都形容得很可怕，所有我聽到親朋好友的生產經驗都是血淋淋的，不是血崩或胎死腹中就是五馬分屍的劇痛。她們全部都是在醫院裡生的，痛得呼天喊地，更有些人掙扎了好幾天，且有些媽媽怕痛，要求必須在脊椎上打無痛生產針，但生完後有永久的脊椎傷害風險；還有陰部撕裂須縫合的，甚至有些是要緊急開刀剖腹的。

我的這個選擇不但是遠離家人的照顧，甚至是如果有個三長兩短，家人的遠水也救不了近火。再加上夏威夷沒有坐月子的習俗，那我生產之後的照料和復原怎麼辦？我越想就愈慌。這時候還好有勇敢大膽、相信眞理、崇尚自然的老公在身旁。

他問我說：「你是不是不相信自己？覺得自己不健康？」

我想了一想：「我還眞的沒有想過相信不相信自己的問題，只是看到別人的慘痛例子讓我無法很樂觀。」

這麼一回答才發現，我的確是懷疑自己與生俱來的自然生產能力，而且還沒有覺察地把別人的負面經歷投射在自己身上。

他說：「每一個媽媽的身體原本就具備可以自己生產的能力，這是再自然不過的事了！所有哺乳類動物都是自己自然生產，好像只有人類把這個很自然的生命傳承過程弄得最複雜。其實百分之九十的母體都是可以自然產的，所以大部分都不需要做什麼，只是需要接生而已。」

我這才恍然大悟，如果大部分的母體健康只需要接生就好，爲何大家都要找醫生？其實這代表的是對自己身體的不信任及過度依賴醫生，以爲只要有醫生就不會有問題。但是即使有醫生也不能保證百分之百不會有狀況。當然，有醫療的幫助可以在有緊急狀況時度過難關，但難產畢竟是少數。

於是，我仔細地想一想，除了子宮肌瘤，我的身體的確很健康，所有的產檢都顯示胎兒很健康，加上胎位沒有不正。

他問我：「你最害怕發生的、最慘的狀況是什麼？」

「我最最最害怕的是難產，然後寶寶生出來就死掉！」我一說出後，感覺釋放了肩上一個重重的壓力球。

他又問，「是眞的嗎？你覺得這可能發生在你身上嗎？爲什麼這樣覺得呢？」

我這才發現我的恐懼感只是一個很空虛的害怕，沒有實質的原因和事實根據。這樣的覺醒，把我的害怕清除得一乾二淨。當害怕的感覺被清理、釋放之後，隨之而來的就是信心，我的直覺告訴我，一切不會有問題的。

老公看我似乎比較有信心了，馬上又打了一劑強心針：「如果生產眞的有什麼問題，也許是緣分或天註定，我們都有一些人生的功課可以學習，就讓它順其自然吧。」

我很難爲地說：「可是我想要這個孩子想了好久，眞的不要有什麼意外。」

他笑笑說：「害怕不能幫你解決問題，再不然我們還是可以再生一個啊！」

嗯！沒錯啊！這告訴我的是，其實我們本身就具有創造、再生的能力，但我們都忘了，我們不需擔心如果小孩沒了就好像世界末日似的。於是，我下定了決心，不管結果怎樣，孩子將是生是死，我都要去追尋這個夢想。如果萬一有什麼狀況的話，我們還是可以重新再來的！

爸媽出乎意料的支持，卸下心理重擔

這樣堅定的決心讓我勇敢地想要好好跟爸媽溝通，因爲我心想，傳統的爸媽應該不會接受這個大冒險。但我也做好心理準備，若她們不諒解或不支持，我們還是要堅持用自己的力量去完成這個夢想。但我不用提起，在美國簽證辦好後，護照寄到家裡就已經事跡敗露。

「妳們要去美國生小孩？」當嚴肅的媽媽問起時，我緊張地有點發抖，神經好像快要斷掉一樣，但還是故作堅強地回答：「嗯！對啊！我們已經安排好了。」我想事到如此也沒什麼好隱瞞了，只好先承認我們已經把文件都辦好，表示已經不可能被阻止的決心。

這時的我們眞的只希望不要被大罵就好，但如果這個決定造成家庭革命的話也得壯烈犧牲。還好爸媽心臟夠強，只問了一些現實面的問題，「你們去那裡，有人照料嗎？」「你肚子這麼大，可以飛嗎？」「你們錢夠嗎？」等等。

最後，媽媽居然有點支持地說：「其實我們認識的人也有去美國生小孩拿綠卡，我還有朋友在美國開月子中心，有需要可以幫忙。」雖然我心知肚明，我去美國生小孩只是巧合，我在乎的是夏威夷的海豚而不是綠卡，還是感激媽媽的愛心及想幫忙的心。

我赫然發現，原來台灣人喜歡去美國生美國人的這件事居然可以拿來當擋箭牌，就順勢地說：「對啊！美國護照很好用。」

其實我心想，我們的小孩已經有歐盟的護照，說實在的不是很在乎美國護照，但想一想也不無小補。當然，在這時候精神上的支持已經勝過一切。接下來，更美好的是爸媽還給了我們一些金錢上的幫助，讓我們一連撇開兩個心理上的重擔。

這時候，好巧不巧，我突然想起多年前的定存，因爲出國多年的關係，早已忘得一乾二淨，卻在這時候想起。金錢上毋須擔心，更加驗證了我確定是冥冥中有助力要幫助我完成夢想的信念。

在尚未啓程到夏威夷前，我已經學到很多的人生功課。我學到的是只要相信自己以及我有完成夢想的能力，只要一直堅持一定有機會可以實現。我能夠這樣有如神助地完成這一連串不可能的任務，給了我無比的信心去開始這一趟旅程。

踏出這個艱難的第一步讓我發現，我常常被自己所設的限制以及被

"When you really want something to happen,
the whole world conspires to help you achieve it."

—— Paulo Coelho

The Alchemist

「當你真的想要某種東西時，
整個宇宙會合力助你實現願望。」

—— 保羅・柯艾略

《牧羊少年奇幻之旅》

人言左右而導致裹足不前，無法堅持自己想要的生活。這次重要人生經歷的起程，讓我了解到夢想的實現雖然看起來很困難，但其實大多數是自己不願跨出那第一步，走出自己的設限和恐懼感。

我感覺到自己的想法一旦改變，自己所處的現實環境也跟著變了，我的瘋狂夢想奇蹟似地一步步成眞。

4

夏威夷生產之旅

美夢與惡夢的交織

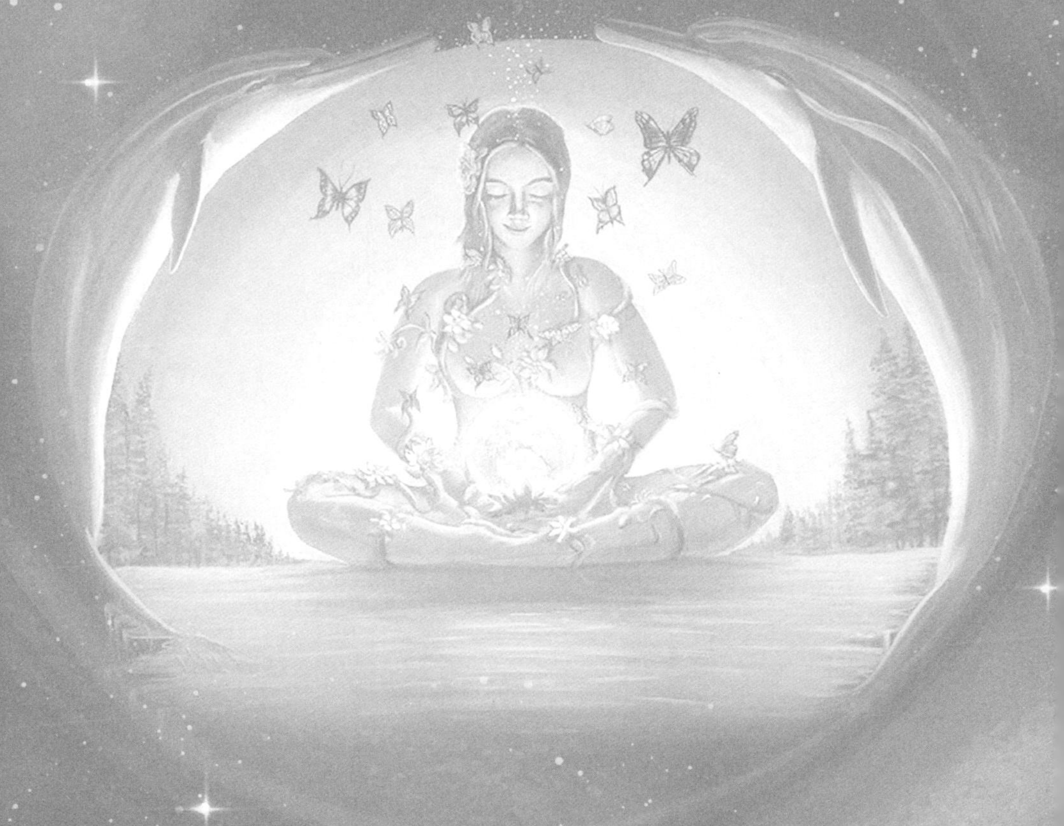

回到地球上眞正的家

夢想要起程了！

我們收拾好簡單的行李，家人送我們到機場。我一向樂觀的態度總是讓爸媽爲我捏一把冷汗，我可以很清楚地感覺到爸媽的擔心，於是我對他們說：「與其擔心，不如想像我們歸來時，你們就可以抱孫子的畫面，多開心啊！」我們給爸媽一人一個大擁抱，就踏上了夏威夷之旅！

我們要去的是夏威夷的柯納（Kona），是夏威夷大島的一座大城。這個城市是世界上少數野生海豚會居住在接近岸邊的地方。只要去海灘走走或游泳，都有機會可以看到海豚成群出遊，甚至游個幾百公尺就可以跟它們一起游泳。

我們從高雄出發，經由台北、東京、檀香山轉機三次，一共搭乘了四架飛機。一路上都心想會不會有空服人員認爲我肚子太大，不讓我上機。結果，出乎意料地所有空服人員

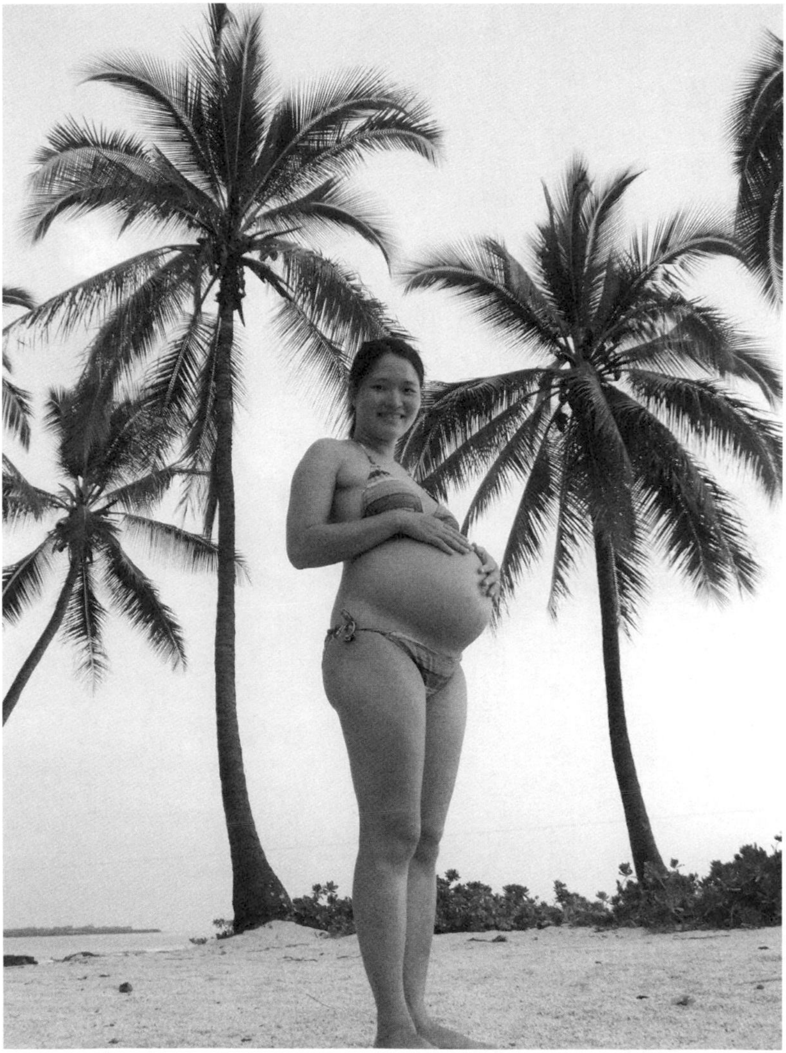

位於夏威夷 Manini 海灘

都非常親切，不但沒要我出示適航證明，還頻頻跟我微笑說恭喜。

我本來不懂她們爲何跟我說恭喜，後來看到她們盯著我的大肚子看，我才明瞭她們是爲了小寶貝而跟我恭喜。我感覺到夏威夷的空服員確實很不一樣，不拘束於制式化的規定且充滿愛和熱情。還沒眞正落腳，我已經愛上夏威夷了！

也許是太樂觀，以爲夢想已經成眞了，一切都很美好。沒想到我和老公一上飛機，老公就興高采烈地提議說等我們到了大島，他想一個人到海邊去露營個幾天。

我非常生氣，心想我已經快要生了，他怎麼可以有閒情逸致自己出去玩，如果我突然要生產沒人照應怎麼辦。我生著悶氣完全不想跟他說話，一直到下飛機出海關時才發現事情不妙。因爲我不理他，所以他就自己一個人亂回答海關人員問題，跟我表格上所寫的的資料不一樣。對海關來說，要來夏威夷度蜜月，住將近三個月，非常可疑。這樣一露出馬腳，我們立刻就被叫到小房間問話，我們這時才驚覺事態嚴重，如果他們覺得我們形跡可疑，也許會把我們遣返回國。

我這才發現夫妻要和諧相處，有良好默契的重要。在這個緊要關頭，只因爲一些小冷戰而壞了大事眞是不值得。於是在等待被問話的時候，我才好好放下憤怒，討論好一套說詞且由同一個人回答問話，以避免混淆。我們知道事到如此，想矇騙過關很難，只有誠實回答才能度過難關。雖然我們的說法對他們來說很奇怪，但海關人員感覺到我們的誠懇，知道我們並不是在說謊掩蓋事實。我們表示感謝關心，然後平靜地入境了。

我們才剛抵達夏威夷就出現讓人嚇出一身冷汗的狀況，讓我體會到原來夢想的實現並不是像童話故事一樣，但那時的我萬萬沒想到這只是一連串艱難挑戰的開始。經歷了三次轉機和海關的考驗，我們終於到了夏威夷大島的大城柯納，等待著鯨豚研究中心的主辦人Star來接機。

下了飛機，眼前盡是色彩鮮豔的事物，是一種非常輕鬆友善的氛圍。這裡的空氣飄著淡淡的花香，到處都看得到穿著花襯衫的男人或頭帶著扶桑花的女人！

哇！這不眞實得好像是在夢境裡一樣。

進入夏威夷完全把我帶到了另一個世界。這個城市有一種特別的氛圍，空氣中的花香、朦朧的熱帶氛圍和隨處可見的開心微笑，都令我感到驚喜。當人們從身旁走過並向我們微笑致意時，我的心幾乎融化了。

「Aloha!」夏威夷語的打招呼語，傳遞愛與關懷。眼前正是鯨豚研究中心的創始人Star。

「歡迎回家！」她慈愛地說，並將美麗的夏威夷花編成的花圈項鍊（Lei）戴在我們的脖子上，並給我們大大的擁抱和臉頰吻。

那句話使我印象深刻，我覺得那是眞的！我回家了，這是我在地球上眞正的家。這種問候在心中產生了一種我永遠不會忘記的溫暖。

這是一個深刻的、放心的感受，我終於回到家了！

我喜歡待在被海洋包圍的島上，到處都能看到大海，眞好。我在澎湖島長大，因此被寬廣的蔚藍包圍著感覺就像魚到了水裡，可以自由移動一樣。我總是和相信轉世的人開玩笑說：「如果我有前世的話，那我一定是海豚！」

我嘗到了實現夢想的感覺，這眞是超現實。我的美夢成眞，看到的一切和所有人都使我對改變人生的旅程感到興奮。

Star 對我來說很特別，我們都與海豚有很強的聯繫。她畢生致力於海豚研究，並特別關注人類的生育若有海豚能量協助是否會有正向影響。她和海豚一起工作了二十七年，對海豚的熱情令人難以置信與振奮。

我無法想像任何一位六十多歲的女人，仍然對生活、海洋、海豚充滿狂愛和熱情。她每天都去海裡游泳，與太平洋中的野生海豚共處，並協助孕婦和海豚一起游泳、生產。她對生命懷抱深度的信任——「如果人們遵循夢想，那麼他們將得到支持」。她是一個夢想實踐者的典範，深深啓發著我！

當我們到達住所放下行李後，Star 立即準備好把我們帶到海邊。雖然在孕期後期，長途旅行之後，我的身體極度疲累，卻仍然抵擋不住大海對我的吸引力，立即跟隨 Star 跳入海中。

放下恐懼，才看到生活的美好本質

我用眼睛看到的一切景象，無法用言語來完整描述。我彷佛生活在一個白日夢中，夢中鮮明的高畫質色彩、寧靜的氛圍和飄散著熱帶香味的空氣，活生生地讓夢境更爲眞實。我也大口地吸入眼前這些美景，深怕一不小心夢就醒了。

這樣的平日，夏威夷人大多都在沙灘享受大海和日落的時光。這種時間若是在台灣，一定都在努力工作著。這種生活就應該是人們過著幸福快樂的生活方式，享受當下！我眞的應該放下身爲工作狂的過去，好好享受，在這裡所感受到的氣氛讓我深受啓發和感動。

「就是這樣！這就是生活！這才是生活！」我心裡激動著。

自從我們來到夏威夷以後，我盡情享受自己的所見所聞。如果我沒有足夠的勇氣讓自己去實現夢想，那我將永遠沒辦法體驗到這個非比尋常的經驗，也不知道這輩子眞正爲何而活。我花了很多功夫認識自己的內在狀態和面對心裡的恐懼，但這是完全值得的，如果我沒有這麼做，我將永遠沒有力量走這麼遠。

看著眼前的景色，我的眼睛充滿淚水，我身在一個眞正的天堂，這眞是一個活生生的奇蹟。我回想過去的一生，充滿比較、鬥爭，對生活和人的不信任，我絕對已經學會艱難的生命模式。尤其是在過去高壓、競爭激烈的環境中，我的教育、成長方式和每天在劍橋十個小時的苦讀時期都讓我身心緊繃。我惋惜著自己爲何讓這些內在壓力消耗了生命，但現在一切都不一樣了！

「生命就是這樣理所當然的 Aloha！」我心想著，但害怕又悄悄地從我心裡浮現，擔心這樣的美好將逝。

在看到這裡的景象之前，我無法想像人們怎麼能夠仿彿沒有擔憂似地如此快樂和嬉戲。我覺察到「恐懼綁架了我的生命」，以及看到生活的歡樂印在夏威夷人們的臉和行動上。這種享受生活的方式向我發出了邀請函，讓我想牢牢記住，接下來的生命要過上這種無懼且自然的生活。

向女神學習

不久，我與助產師克萊爾（Clare）取得了聯繫，克萊爾改變我對女人的看法。她像是一個女神部落中的智慧領袖，是島上最受尊敬的助產師之一。當我們拜訪她時，她才剛接生了一個孩子，以前這位產婦被母親生出來時也是由她接生。這位助產師已奇蹟般地接生了五千個寶寶，她也爲新手爸媽做產前教育，以及在海地開設生產中心。

當我遇到她時，我腦海中第一個感覺是她很了不起。她穿著夏威夷裙，身上有漂亮的紋身，個性非常獨特且強烈。她深深地凝視著我，彷彿可以立刻看穿我。

「Aloha 歡迎光臨！」她帶著溫暖的微笑，給了我大大的擁抱。她沒有浪費時間，我們立刻開始討論生產的細節。她無比深厚的知識使我無語，感覺就像我剛遇到化身爲人的聖者，言語間全是智慧。

「你知道我將在幾天後去海地嗎？如果你的孩子在我離開之前到來，我會爲你提供幫助。如果沒有，請不用擔心，我會找人幫助你。現在，我向寶寶問好！」她協助我躺下，輕摸我的肚子。

「我們知道妳會離開，但我們仍然想向妳學習。」當她摸著我的肚子去感覺小寶寶時，我回答並感到非常放鬆。她慈愛的雙手將充滿智慧的巨大能量傳遞到我體內。

「我感覺到她的小身體；這是她的小胳膊和腿。現在她處於側向姿勢。」她俯身與子宮中的寶寶交談。

「你可以緩慢地轉過身來面對後方，寶寶將會平安和喜悅地誕生到這個世上。」她低聲對我的肚子說。我的孩子似乎聽懂了她的請求，後來我生產時，她確實轉向了理想胎位。我的寶寶可以傾聽並回應，眞是令人開心！

「好吧，我現在幫你按摩。」克萊爾說道。

「太棒了！她怎麼知道這就是我長期以來一直想要的。」我高興極了。

作爲孕婦，想要被按摩並不容易，尤其在台灣，按摩師通常會拒絕幫孕婦按摩。因爲他們害怕如果按到錯誤的經絡點，可能會催生或出現問題。肚子裡多了一個寶寶和隨著孕期而增加的體重，讓我的身體脊椎負荷更大了。

可以被這麼溫柔地按摩是一件多麼奢侈的事情。她柔和的手感和強大的臨場感確實對我產生了巨大影響，儘管我知道，除非早產，不然她無法參與我的生產。

「我三天前剛爲一位年輕的媽媽接生了寶寶，太美了。希望你受到她故事的鼓舞並得到她的支持、力量。我喜歡賦予女人力量！」她很興奮，好像她的人生意義得以實現。我們上樓去見了這對夫婦和他們的新生寶寶。

「哇！我從來沒有見過這麼小的寶寶！」我知道這個新生兒幾天前還在母親的肚子裡，而現在我看著她，充滿著喜悅和激動。

生產願景板

新手媽媽開始與我分享她的生產故事。如此堅強的二十歲年輕人，令我驚訝，她確切地知道她想要什麼。儘管她的朋友和家人感到害怕，但她知道她要的是居家生產，爲此而努力達成她的理想。

「我媽媽和克萊爾一起溫柔地陪伴了我。我無法想像在醫院生產，這很不自然和可怕。儘管有些人甚至我的老公都不同意我，但給克萊爾接生是對的。我所有的朋友都在醫院生產，看來人們忘記了自然的分娩方式。」她的聲音自信，言語清晰而堅定。令我印象深刻的是，有這樣一位年輕而堅強的女人，她比我年輕十歲，充滿力量。她開始細說生產經歷：「在我生孩子之前，我來克萊爾家住了一段時間。我列出所有的恐懼和擔心，寫下它們之後，我開始研究每一項，並刪除我可以處理的部分。然後我意識到，清單上只有一個項目我找不到解決方法。我知道經常會有臍帶繞頸的情況，這可能會導致窒息和腦傷。

但無論我怎麼嘗試解決它，我都想不出一種解決方法，我認爲這不是我能控制的。當我的孩子出生時，她的臍帶纏了兩圈繞在脖子上，她全身紫色完全像葡萄一樣。」

她的勇敢讓我知道我應該在生產前先面對有關生產的害怕，我也發現儘管那時我即將要臨盆了，但我仍然沒有去處理對生產的不安與恐懼。

「一切進展順利。這是我想要的，就像我生產前在生產願景板中寫的一樣。」她與我分享了她的生產故事，而重點是在生產前寫生產願景。她強烈建議我寫一個我想要的生產故事，但我不明白爲什麼產前要寫這個故事，以及爲什麼這能對我的生產有所幫助。

當克萊爾指導她寫自己的生產故事時，她也感到疑惑，因爲通常人們會在生產後而不是生產前寫下生產故事，她不明白爲什麼要這麼做。克萊爾告訴她，產前她可以依照自己所想要的生產做一個願景板，來實現自己所夢想的經歷，它可以幫助她想要體驗的現實狀況。她產前希望自己的分娩能順利、迅速地進行，這樣寶寶才能在白天而不是晚上生產。最後的狀況完全按照她希望的方式進行，寶寶在白天生產，生產過程很順利。

「別忘了我們創造自己想要的現實能力有多麼強大。當年我生產時，我相信我可以輕鬆快捷地做到這一點，而我的寶寶眞的在一小時之內就出來了。」克萊爾自豪地補充道。

我從未聽說有人可以在一個小時內生產！但我相信這可能是眞的。這些人非常強大，我再也無法保持舊的信念，放掉我對生產的舊有信念眞是太神奇了。我充滿著希望和喜悅，我處在這奇幻的現實中，這意味著我也可以做到，因此我一直保持開放的信心並遵循克萊爾的指導。

「回家寫下你理想的寶寶生產故事。問問你自己：什麼時候要生產？在什麼地方？你喜歡她在白天還是晚上出生？你希望是多久的生產時間？你希望她如何產下？寫下你對生產的願景，用電子郵件發送給我。」克萊爾對我說。

我回家時感覺完全受到鼓舞和充滿能量，這正是我需要看到和知道的，這些具有正向態度、積極向上的人讓我激發出自己的最佳樣貌。看到這些例子後，我覺得我有力量做任何事情。

起初，我的邏輯現實面卡在大腦，很難觀想並寫出我的生產故事。令我驚訝的是，這份鼓勵讓我知道我擁有創造的力量。大多數時候，我們被教導不要相信自己，害怕所有未知的事物，所以更不可能會去想像自己可以如何擁有最好的未來。這使我大開眼界，讓我舊有的慣性破滅。當然，這個新體驗也讓我的自我有點不習慣，但我喜歡這個新的能量。我一鼓作氣，敞開心，相信自己有創造的力量。

我讓自己獨處並想像我想要的生產經歷。在冥想中，我好像看到了未來，我來到我理想的生產景象，周圍都是綠色大地和明亮的色彩。但這與我當時想要與海豚在海洋中生產的願景不同，本來圖像應該在海洋中是藍色的。無論如何，我還是把看到的畫面寫下來，因爲在一個周圍有樹木和花草的美麗地方生寶寶也很棒。

在那段時間裡，我仍然不知道我們會住在哪裡以及我的助產師會是誰，所以對我的生產很難做出決定，因爲那是完全未知的。因此，我進入冥想，在觀想後寫下我希望在找到住的房子之後便可以立即生產。我也希望它能夠用美麗的方式發生，並且是一次容易又快的生產經驗。我把這個生產故事寄給克萊爾，之後就把它忘了。生產後的幾個月，我無意間發現了這封信，才發現我眞實的生產經驗跟預寫的幾乎一模一樣！

我可以在哪裡築巢？

我們在科納與一位朋友住了幾天，科納是一座美麗而有藝術氣息的城市。我們喜歡每天去不同的海灘。我們很幸運地參加了一個海豚愛好者聚會，原來有這麼多人也跟我一樣愛海豚，能遇到同好讓我好興奮。在那裡我遇到了喬伊，她也懷孕了，也因爲有海豚生產的打算而在不久前到達夏威夷。由於她的父母也來自台灣，我們預產期還只相差一週，我們之間有許多有趣的共通點，因此我們約定好要再碰面。那天晚上她邀請我們去她家，我們和她房東聊天，房東恰巧有一個小木屋可以提供兩星期的住宿，它就在海豚經常光顧的海灘旁！

當下的直覺告訴我，我們一定會住在這棟令人驚嘆的海景小屋中。

這棟小屋享有大海的美麗景色，並有一座擁有夏威夷堅果樹的藝術花園。有露天廚房和露天浴室，周圍被樹木、鮮花和壯麗景色包圍。在臥室裡，可以躺在床上就直接看到大海，感覺就像是睡在大海中，被海洋擁抱著。

住在這間小屋的兩個星期中，我們有很多機會去海邊和海豚一起游泳。而且很幸運地，幾乎每次我們去海灘時都能遇到海豚。島上許多人認爲，海豚喜歡接近孕婦，牠們可以用聲納偵測到孕婦並靠近玩耍，他們喜歡新生命的能量。所以可能是我懷孕的緣故，讓我可以近距離接近牠們！我每天都欣喜地與牠們共舞、玩耍，忘了任何煩惱和害怕。

兩週結束後，我們不得不尋找另一個住處，而現在離我的預產期也只剩兩週了！一位朋友向我們介紹了一間漂亮的別墅，裡面有花園、魚池、熱水按摩浴缸和游泳池，並有峇厘島風格的家具裝飾。按摩浴缸在游泳池旁，周圍有芒果樹、棕櫚樹和夏威夷花。看著按摩浴缸，我們彷彿可以立即來個熱水浴。這個地方維護得很好、很豪華。應該是我一生中見過最美麗的房子之一，美妙到我們眞的可以在那裡度蜜月了。

最初，我們可以待更長的時間，但是屋主不希望有新生兒入住，因爲可能會打擾正在享受假期的鄰居。屋主告訴我們只能待兩週，然而我的寶寶在兩週後就要到來。

我知道自己隨時要生產，無法接受沒有確定可以住的地方，這對即將臨盆的孕婦是一種極大的壓力。我無法應對這個巨大的挑戰，開始和煥爭吵。

「儘管這是我見過最令人驚喜的房屋，但我不接受、我不想在產程中間搬家。這對我來說絕對是太超過了。」我充滿著恐慌和憤怒。

「只要我們願意信任，一定會找到辦法的。這房子是一個很好的禮物，我們可以住在這個天堂小屋中，放鬆一下、享受生活，之後我們會找到下一個更好的房子。」煥擁有一貫的信任態度，但那時候的我再也無法忍受。

「你不知道孕婦的感覺，不知道生產時可以住在哪裡，如何爲身心做好生產的準備？孕婦都有這種築巢的本能，以便爲迎接孩子做好準備。即使給我世界上最好的房子，不能住到產後，我也無法放鬆。」我的寬容到達極限。

「如果我們始終基於愛與信任來選擇，我們只會變得越來越好。如果妳出於恐懼而做出決定，妳的命運只會越來越糟。這別墅是在向我們展示，我們可以擁有不費吹灰之力的好選擇，如果我們順其自然，我們會朝著更好的方向走。」他非常堅定，繼續站在信任的一方。

「但如果我們找不到房子，而我又剛好要生產了，那該怎麼辦？這將會是一團糟！」

我完全處於恐懼狀態，不想去理解他在說什麼。

「無論如何，我會搬到這個地方。如果你想繼續找房子，你可以繼續，但你也可以一起搬來住。」他失去耐心，完全不給我選擇的機會，也再次把我從舒適區中拉出來。

我無語、絕望了，不知道該怎麼辦。我所做的就是讓自己平靜下來，然後不斷尋找並告訴所有朋友我想參觀房子。經過多次嘗試，還是沒有好運——得知我即將分娩時所有人都拒絕了我，他們說新生兒會吵鬧，或者房子不適合做居家生產。

出於絕望，我妥協了，搬到這絕佳地點、租期兩周的夢幻別墅。

從天堂掉到地獄

我意識到，由於擔心這種種不確定的狀況，我開始不讓自己享受生活。兩週的時間好短，不知何故，我雖住著甜蜜的夢幻別墅，但最嚴重的噩夢也發生了。

在離開這個天堂之家的前兩天，我正處於驚慌狀態，因爲搬家和寶寶到來的日期越來越近。我們一直在努力尋找住所都沒有結果，甚至嘗試在超市和商店貼放傳單，說明我們需要緊急幫助，我們的寶寶沒辦法等了。

當我們歡迎寶寶來到世界上時，我們將無家可歸，這讓我無法平靜下來。屋漏偏逢連夜雨，有很多人告訴我們，我們另一個助產師剛接生的寶寶狀況不佳，腦部受損。此刻，她正因訴訟案而煩惱。我們回想起與這個助產師進行的產檢，她一直提到如果發生任何事情必須去醫院。這其實已經是一個警訊，她給出的不是「妳可以做到的！」的支持回應，而是充滿擔心的負能量。看到她的狀態與想法，對我們來說是不安全的。

孕婦具有築巢的本能，重要的是要有一個舒適的產房或家和身邊支持她的人，讓她可以安心照顧寶寶並與寶寶建立愛的連結。此時我對自己的生產感到更恐懼和緊張，不知道住在哪裡，再加上沒有可信任的助產師支持，可能不得不自己生孩子的情況，此刻成爲我一生中最大的挑戰。感覺一切都失控了，我好害怕、無助。原來多采多姿的夏威夷，瞬間結凍，變得灰暗不堪。

我的壓力達到頂峰，我變得緊張，甚至無法和海豚一起游泳。在我們因租房多次被拒絕後，我和煥發生衝突，並嚴厲指責他搬到這間小屋的愚蠢想法。

吵了一架後，他收拾行李離開了。我呆住了，不敢相信自己快要生產，卻沒有伴侶、沒有助產師，更糟糕的是，我無處可住。我可能會跟貓狗一樣就在路邊生產，沒人幫忙。

我忍不住哭了起來，好像來到世界的盡頭。全世界背叛了我，把我從天堂降到地獄。我完全迷失，絕望了。

海豚說：別擔心！有我們在

那天晚上我睡不著、慌亂、想不出辦法。凌晨四點左右，在焦急中我感覺到海豚的呼喚，迫切需要去海灘。我獨自一人在黑暗中開了車到海邊，坐在岸邊一會兒，想著生活和充滿挑戰的情況，眼眶泛淚，潰堤而出。突然，我看到來了一群海豚，慢慢地另一群海豚也加入了。

整個海邊只有我和海豚，那是一個特殊的時刻，牠們正呼喚著我。曙光出現在海平面上，我也跳入海中與他們相聚，感覺到他們正在接近我。我注意到有許多海豚圍繞著我，一群約三到五隻，好幾群都同時出現了。

在海豚群體中，我聽到牠們用聲納開始交流。這是一種高頻聲音，就像潛水艇在水下導航時一樣。海豚的聲納比人類科技先進得多，可以精確地判斷出周圍環境，範圍包括大小、距離甚至物體的性質、能量。感覺就像牠們在掃描我的身體和我體內的寶寶，牠們似乎知道我迫切需要幫助。

海豚教會我的事

交錯的聲納海豚音越來越強烈，高音頻通常會令人不安，但海豚的聲納卻相反。我的心因爲這種頻率而變得平靜，我開始感到非常放鬆。漸漸地，我發現自己漂浮在海洋中，我心想，希望我能理解海豚正在說些什麼，或牠們想告訴我什麼。這時，海豚的聲納及海豚音越來越大聲，我很好奇，所以我用心靈感應嘗試與牠們交流，我大聲思考向牠們發送了訊息：「你們是在調查我還是有訊息要給我？」

我相信這種心靈感應會讓我有所收穫，所以我繼續問：「你們想告訴我什麼？」奇蹟般地，我得到了心靈感應的回覆，是一種說不上來、特別的感覺：「別擔心！我們正在保護你們。我們照顧著妳和寶寶，你們都是安全的！相信自己，相信你被引導、保護、照顧和支持著。」在這個節骨眼上，這些聰明的生物向我保證，一切都會好起來的。

頓時，我感到巨大的平靜，就好像從天堂掉到地獄的過程中，被接住了。雖然這個感

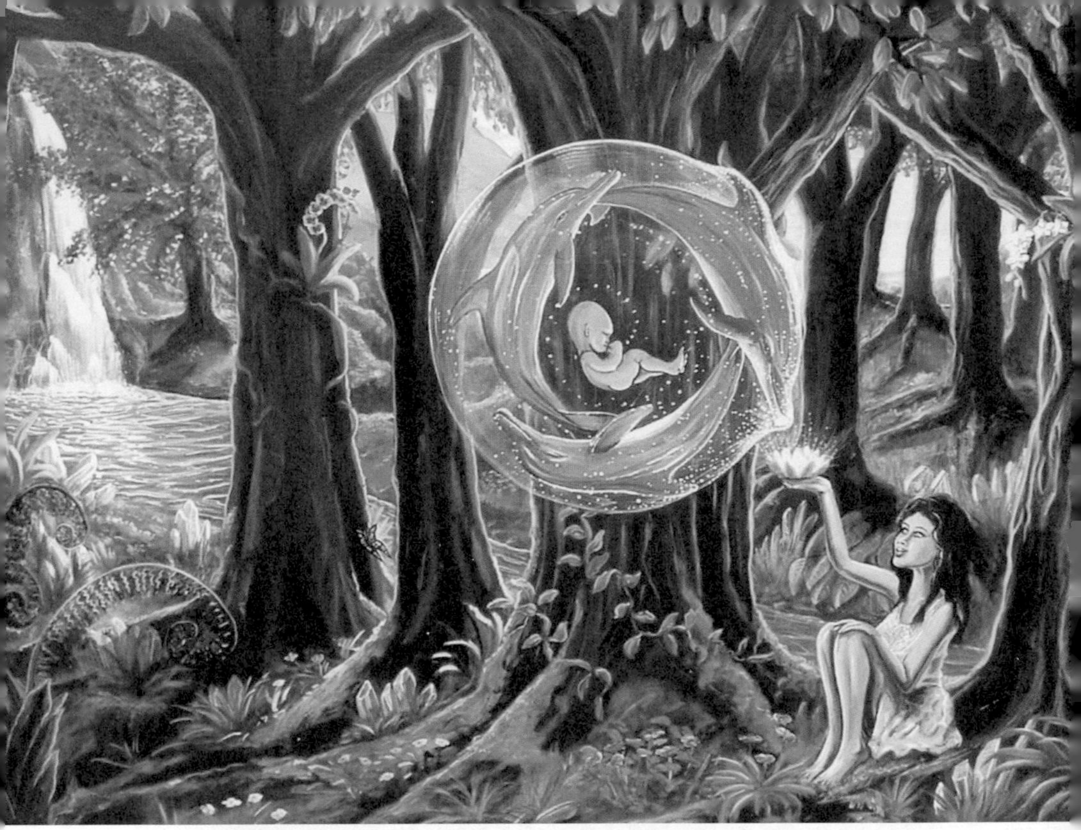

應可能只是我的想像，但我的能量體感卻截然不同。這是否眞實並不重要，信任、鎮定和放鬆的感覺轉變得很明顯。我的整個身體都在振動，好像聲納的振動正在我體內傳播並療癒著我。

此時，來自海豚的訊息對我而言尤爲重要。在應對這種獨自面對生產、無處可去、沒有助產師和老公出走的艱難處境中，海豚發出的訊息特別地賦予了我力量，使我信心倍增。海豚教會我的事，就是全然地去相信，相信自己，信任這份支持的力量。

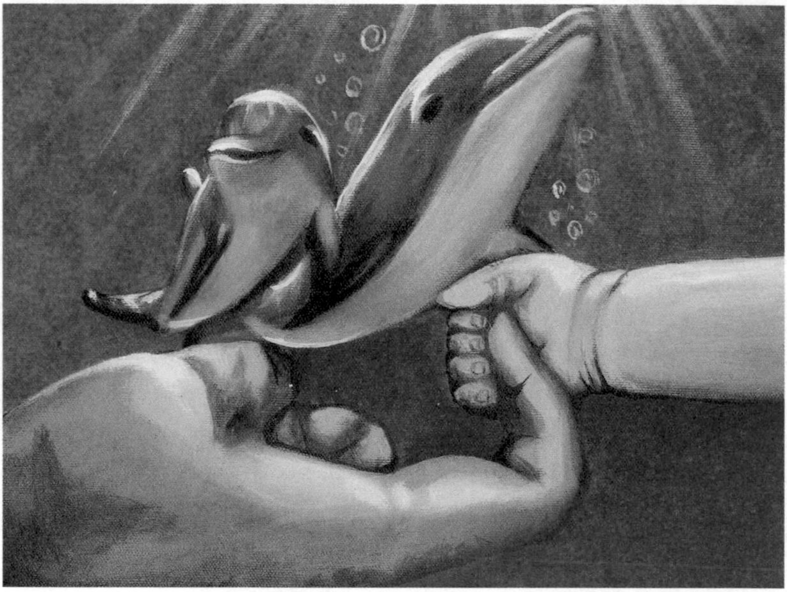

在隧道的盡頭看見光

「我回到家了，在家人的懷抱裡。」

我感覺鬆了一口氣。這種完全被海豚接納和支持的感受，眞的就像見到家人、終於可以放心了。

我獨自一人在海洋中，周圍環繞著海豚，彷彿自己就是他們群體裡的一部分，感到滿滿的愛，感覺賓至如歸。我完全放鬆身體，讓自己被這個流動帶走，無爲、純粹、輕鬆地漂浮著。

我閉上眼睛，完全失去了重力，感

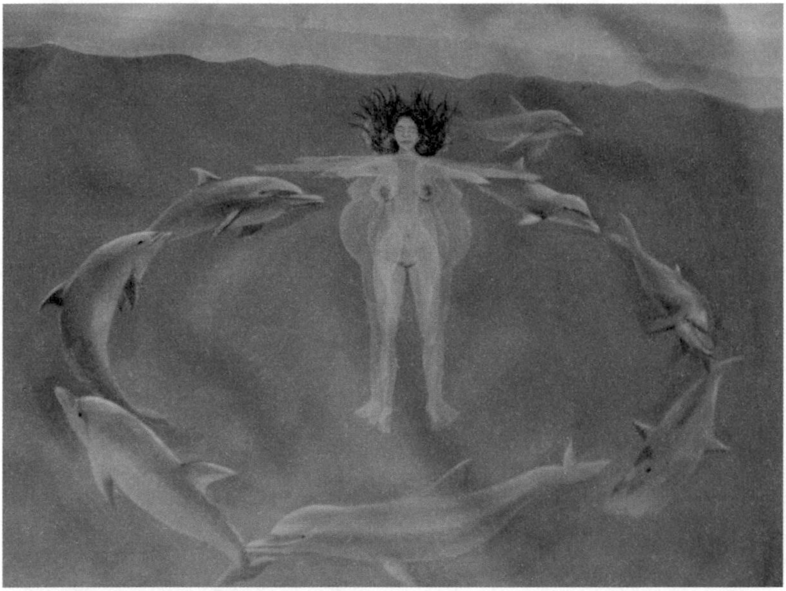

受已超越時間和空間。

唯一可以用來形容這種感覺的詞就是「欣喜到極點」。我張開雙臂，讓自己更深地陷入那放鬆、漂浮的避風港裡，安全、放心地被擁抱、滋養著。

我進入了永恆，時間失去了意義，接下來我意識到我的身體不是靜止的。

我睜開眼睛後，抬頭看著周圍。

「天哪，我正在旋轉！」

然後，我看到所有的海豚都以我爲圓心繞著我游，好像我是世界的中心。

這個圈圈開始帶動波浪，慢慢變成漩

渦。這個漩渦變得如此強烈，以至於我的身體跟著慢慢旋轉起來！

太放鬆了，我再次閉上眼睛，讓海豚和神奇漩渦發揮魔法，感覺就像海豚帶給我的全身療癒！當下我穿越了眼前的時空，進入阿凡達世界。

我不知道牠們花了多長時間，以及我漂浮了多久或多遠。但這都不重要，我只知道我得到迫切需要的療癒和支持。

來自海豚發送的溫暖之流

清晨，在海洋的懷抱、海豚能量的洗禮下，我漂浮了很長的時間。儘管過程珍貴，但海水也開始變冷。也許因爲我在水裡已經待了兩、三個小時，我身體開始顫抖，但我不想離開我美麗的海洋朋友們。因此，我又向牠們發送訊息。

「我實在太冷了，不得不盡快離開，但我還想和你們在一起。」我開始向我的海豚家人們道別。

突然，一股溫暖的暖流流過我身體。這股暖流帶給我身心的溫暖，爲了使我在那裡與牠們相處更長的時間，牠們發送了溫暖的流。

這次經驗之後，我從朋友那裡聽到，原來海豚眞的有能力可以產生溫暖的水流。牠們多麼聰明和充滿關愛！這再次向我證實，與牠們的交流不是出於我的愚蠢想像。

在那一刻，我感受到這趟與海豚的獨處時光，將會是一生中最美好的療癒經驗。

「海豚是我的救援隊、療癒師和家人！」

我回到家時感到滿滿的幸福，煥然一新和充滿力量。在這樣的信任和放心狀態，看到出走的老公帶著他的背包，默默地回來了。他表明他當時需要冷靜，但並沒有要將我丟下不管的意思。

很神奇的是，他的出走激發了我的力量。從那時起，我深刻地知道不管有沒有老公、助產師，我自己是完全可以的。其實沒有他們，我還是可以靠著自己的力量生下小孩。我是生產的主體，這是無人能取代的。對自己本能天賦的自信，在這一刻完完全全地被喚醒！

雖然這是一個地獄等級的經驗，在要生產之際，失去了一切。但我要感謝這個震撼教育和海豚的引導，讓我發現母體的本能力量和信心。

以這種平穩的態度，在黑暗裡，我看到了隧道盡頭的光。

媽媽，妳的名字是直覺

在那段時間裡，我仍然不知道我們會在哪裡迎接寶寶以及助產師會是誰，對於凡事都想計畫好的我，這充滿挑戰。但對於凡事信任的老公，他就好像先知一樣，完全看不出有任何擔心。我也從他的身上學到對人生的信任，以及無論如何自己可以面對任何挑戰的信心。

在海豚正能量的加持下，我直覺一切都會順利地發生。我完全不知道它將會怎麼發生，但我有一種很深的信念，就是跟隨直覺就對了。我預先向宇宙下好訂單，靜靜地等待奇蹟發生。

這是我的第一胎，我不知道生產是什麼樣子。我們還聽說，如果我們在未經許可的情況下在海邊分娩，地方機關可能會將寶寶帶走。我們應該要獲得當地政府授權，實際操作的複雜性使我承擔太大的壓力。如果我有更多的時間準備或有過生產經歷，一定會容易一些。與海豚一起生產仍然取決於天氣和寶寶來到的時間，以及海豚是否來海邊。

但那時，我只是想了解生產基本知識、住宿地點和助產師是誰。我不想再出現任何一點變動了。幸運地，Star 有一個助產師朋友 Mala，她在希洛（Hilo）有一個助產所。

希洛是大島上的另一座大城市。我打電話給她，她同意我們過去生小孩。突然間我們的問題解決了，我鬆了一口氣，這是當下最好的選擇，就讓一切順勢發生。

最夏威夷的 Hilo

我感到開心，整個月房屋搜索工作終於結束。從科納到希洛霍諾穆（Honomu）的車程非常愉快。看到相隔僅兩個小時車程的城市之間竟有如此多的變化，眞是太神奇了。

科納是一座充滿夏威夷之美的城市，其花朵，藍天和沙灘都是人們所想像的天堂。來自世界各地的人們都去那裡欣賞夏威夷風情、Aloha 精神和海豚，可以稱之爲熱門旅遊景點。而在大島北邊的希洛卻是非常道地的傳統夏威夷。

住在這裡的大多數都是島上的原住民，有一種眞正的夏威夷精神落實在生活中的感覺。眼前的景色充滿綠油油的熱帶風情，我再次愛上了夏威夷的原始面貌。夢幻般的色彩影像閃過我身邊，它使我對熱帶氣候、潮濕清香和芬芳的花朵有一種美好的感覺。

我們到達了著名的阿卡卡（Akaka）瀑布附近的霍諾穆。當我看著大大的標語「Aloha」，歡迎我們進入名爲「Mana」（夏威夷語：力量）的有機農場時，發現 Mala 已經在入口處等待。原來沒有接生的時候，她都在耕作。她帶著燦爛的笑容，迎面而來的是溫暖的擁抱和厚實泥土的味道。

「你的空間好可愛！」我非常感激且很高興來到這個寬敞的農場生活。眼前的景象如此豐富：狗、雞、山羊、大花園、蔬菜田、香蕉樹、椰子樹、夏威夷花朵和竹子。

回想當時我預寫自己的生產故事時，這片綠色印證了我在冥想中對生產地點的願景。我們的小木屋可眺望大海，而對面則可欣賞到茂納凱亞火山（Mauna Kea），在雷姆利亞大陸（Lemuria）下沉之前這是世界上最高的山。

我們住進六角形木屋，眼前有寬大的玻璃窗，可以欣賞到竹林、木瓜樹、香蕉樹和外面海洋的美景，一切都好珍貴！

我在生產故事中寫了一句話，希望寶寶在我們安頓下來後能盡快來到這個世界。預產期將至，我們知道寶寶隨時都有可能來，所以我們決定趁寶寶出生之前先到處走走。隔天，我們到普納，去了一個名爲Maku'u的超大農夫市集，很高興看到人們支持當地的有機農業和天然食品。

希洛與眾不同，非常宏偉，氣勢磅礴。眼前的一切都震撼著我，令我驚艷。海洋中的巨浪、瀑布，高大而深綠的樹木和鮮花，以及超亮畫質的色彩，所有細節每時每刻都讓我屛息。我必須同意，這些美麗自然的創造者一定是一位偉大的設計師。島的東邊擁有更多的踏實能量，我們很幸運地體驗了島嶼的兩邊，兩者都別具特色。

我們到了被海底的火山熔岩加熱的天然溫泉池，看到大自然形成的溫暖池水讓我非常感動。夏威夷大島是一個活躍的火山島，就在大海和活躍熔岩點的交匯處，形成了天然的「溫泉」泳池。我習慣了台灣的人造溫泉，能看到世界上有這麼渾然天成的奇妙所在大爲驚嘆。我超愛這個天然水療中心，當時的我以爲只是去泡泡溫泉，不知道它會對我的產程有所幫助。

5

我接生了自己

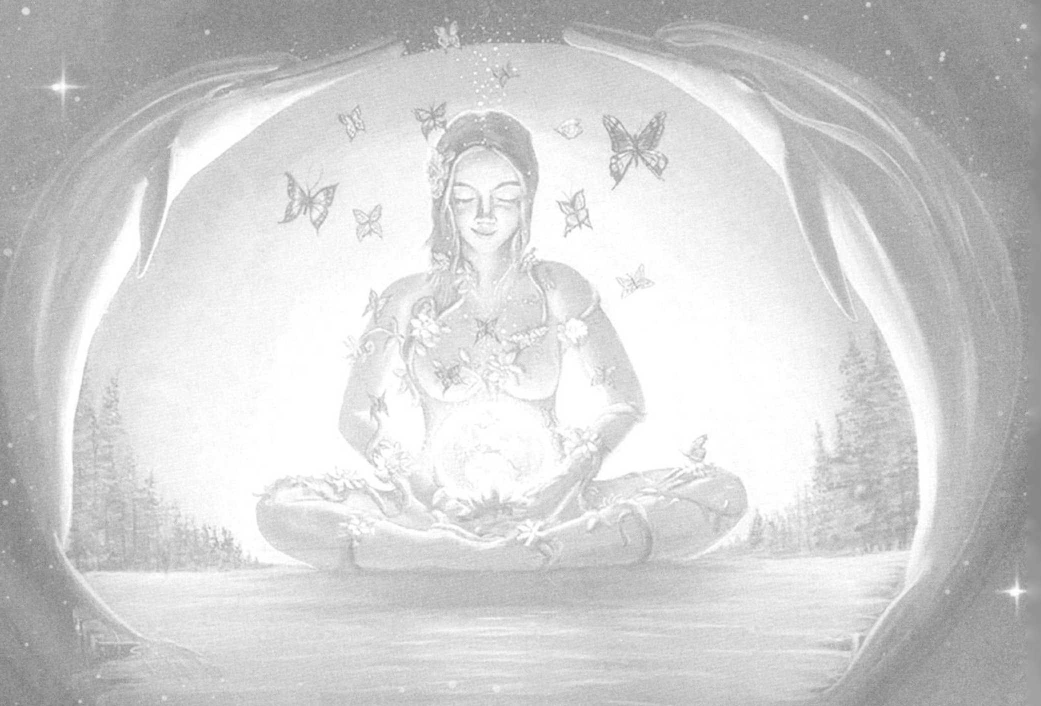

寶寶來敲門

與海洋中的冷水相比，我更喜歡溫泉池。泡著溫泉可以大大放鬆，讓我的肚子開始有了反應。我雖不知道宮縮眞正的感覺，但明顯感覺到肚子的變化。就像寶寶在敲門，預告她的到來。

我的第一次宮縮始於這個天然溫泉池，溫水使我的身體放鬆並啓動了產程。我之前也有類似的不規則暖身性收縮，所以不以爲意，我們接著去到 Kehena 的海灘，助產師 Star 在大約二十年前在那裡生了寶寶。她告訴我們，儘管她以前曾因剖腹產而住院，而且第二個孩子處於臀位，但她仍強烈希望與海豚一起生下寶寶。

就在寶寶即將臨盆的時候，她直接去了海灘。她不在乎是否必須在陡峭的懸崖上沿著崎嶇的岩石小路走下去。她的意志如此強烈，以至於海豚回應了她的呼喚，數百隻海豚聚集在一起歡迎寶寶的出生，還有另一隻海豚媽媽在同一時間生下一隻小海豚寶寶。

Star的故事給我很大的啓發。她對實現海豚生產的心意非常堅決，在實現之後她決定投入海豚協助生產（Dolphin-Assisted Birth）的工作。對於某些人來說，這似乎很瘋狂，但我內心深處知道這是很美好的事。這份工作讓生命充滿意義，而不是僅僅爲了生存而活著。

我們聽著音樂，從懸崖往下看，有人在敲鼓、彈吉他和吹長笛，我們碰巧在週日下午加入他們每週舉行的聚會。難處在於我們必須沿著懸崖的路下去，當我看到那條路如此陡峭，我再次感到驚奇，因爲當時Star走這段路時不僅在宮縮中而且幾乎全開，很可能會掉下去。此時我也擔心自己會掉下去，但是我一步步地小心前進，仍然完成了任務。

我們在這個黑色的沙灘上度過了一段美好的時光，這就是二十年前Star勇敢選擇來這裡生產的原因。這裡的氣氛令人難以置信，美麗的大自然、黑色的熔岩和強烈的波浪，孩子們嬉戲，人們快樂地伴隨樂器演奏歌唱著，與搖擺的棕櫚樹形成一幅完美的圖畫。

對於某些人來說，很容易將其歸類爲「嬉皮」，活得太過不眞實了。但對我這個來自不同文化背景的人來說，這簡直就像是夢幻的世界，我甚至無法想像它的存在。眼前的畫面讓我很興奮，我無視我的宮縮，而是驚喜地享受如此美麗的場景，這是生命帶給我的禮物。

煥很自然地融入這種氛圍。他找到了鼓，開始打擊。本來無意演奏任何歌曲，但所有樂器都以和諧的方式加入，形成很美妙的協奏曲。我沉浸在這種和諧的節奏中，看到每個人都如此活潑、微笑、舞動和嬉戲著，旁邊的海豚也喜悅地跟著跳躍。

再次讓我感到欣慰的是，儘管經歷了戲劇性的過程，我們還能看到夏威夷的獨特面向。這讓我有感而發，有時我們不想順其自然，想堅持舊有的信念模式，但也因此我們必須經歷戲劇性、緊張和痛苦的情況才能最終臣服。當我放下，才有空間讓更好的進來。

我就這樣被海豚引導、保護、帶領著進入未知領域。我相信並保持開放的態度，去接受預料之外的事物。

過去我深信自己需要穩定感和確定性才能活著，但這些極富挑戰性的未知情況教會了我很多，以至於這些舊有信念都被清除。放開這些舊思維模式在我內部創造了平靜，因爲試圖控制任何東西都沒有意義，反而順流去體驗人生更有滋味。

有了這種信念，我對生活的變動和挑戰反而感到堅強而寧靜。

在海灘慶典結束的那天，隨著宮縮的強度增加，產程已經正式啓動。煥沒有駕駛執照，所以我帶著低強度宮縮開車一小時回家。

「你可以告訴你的身體也跟寶寶說說話，希望減緩強度，以便你可以全神貫注於開車，回到家再生。」煥建議並幫助我放鬆身心，暗示我可以與自己的身體溝通，甚至可以減慢生產速度。

我認爲這是一個好主意，儘管與自己身體溝通並不常見。在我看來，這跟相信自己的能力有關，我們的確可以與自己的身體進行溝通，因爲身體是有生命、有反應的，它的自然運作就是在幫助我的生命持續下去。

「好的，我來試試。」這時我正在傳送這樣的訊息給我的身體，並告訴身體和寶寶要等待。我只是專注於這想法，保持著呼吸的節奏，與強度共處。有伴侶的支持也帶給我穩定感。

奇蹟般地，強度慢慢緩了下來，我可以輕鬆地順利開車回家。回家後，我聽了催眠生產的音檔，告訴我的寶寶請耐心等待著，希望可以讓我連夜睡個好覺再請她出來。我可以一邊感受宮縮，一邊配合老公的呼吸引導，放鬆地睡了。

我特別喜歡這些催眠生產的音檔，因爲它帶著我進入放鬆的冥想世界。裡面的引導和正向訊息提醒我，我在產程中所經歷的強度就是在歡迎我的寶寶來到。我並沒有像許多女性那樣，在醫院採取醫療介入或手術，而是在生產觀念上接受催眠生產，讓我處於一種幸福、感動、美好的狀態。這個狀態下的我，只專注於讓身體慢慢敞開，不去焦慮、緊縮或閉氣用力。

催眠生產目前仍然是一個鮮爲人知的新模式，是使用催眠技術幫助產程中的媽媽進入歡樂和舒適的狀態。在這忘情的狀態下，只專注在寶寶即將到來的美好，會大大地減輕生產過程中的疼痛和強烈的害怕感。

我懷孕六週時就在英國看到許多有關催眠生產的訊息，也發現這也是凱特王妃在她三胎孕期和產程的使用方法。這個方式在英國大受歡迎，我在生產前幾個月就開始接受訓練。產前一個月幾乎每晚聆聽音檔，因爲這些正向訊息大量進入潛意識可以使我更加專注於正向思維方式，不去與腦中的害怕連結。後來，當我開始進入產程，我靠著這個訓練，立刻進入那種幸福、半睡眠的感覺，身體釋放著催產素，生產就變得很自然又快速。

在我生產之前，我讀了數十篇《伊娜．梅的生產指南》（*Ina May's Guide to Childbirth*）的生產故事。知道世界上有媽媽以正向美好的生產模式迎接寶寶，對我有極大的幫助。這些鼓舞人心的故事讓我了解女性如何變得堅強，甚至改變自己的生命模式。我了解到有一些婦女知道如何享受生產，甚至有高潮的生產。

我周圍的人看待孕產都是恐懼的，他們講述著可怕的生產故事。現代社會中有許多人在醫院中經歷過度醫療介入的生產。對我來說，因爲我的朋友和家人都沒有經歷過居家平靜的生產經驗，或試試輕鬆的水中生產，也因未知而害怕，而恐懼很容易經由好心警告而散佈開來。

高潮生產也是一個生產新概念，與我們通常知道或想到的痛苦生產相反。有一部影片叫做高潮生產，關於產婦在生產時經歷了高潮。影片中，一位媽媽說：「當寶寶從產道下來時，請記住，它經過的地方與性行爲發生的地點完全相同，陰莖進入陰道導致性高潮。產道和陰道是同一個地方。」

「生產本身與體內巨大的荷爾蒙變化有關，更多催乳激素，更多催產素，更多是β－內啡肽，這些都是讓人亢奮的分子。」

只要能好好利用這些亢奮因子，女人其實可以很享受生產的。甚至有些女人喜歡懷孕生產的過程，因爲這種高潮的感受遠遠勝過性愛的高潮。

令我驚訝的是，這種生產的正向寶貴訊息並未得到廣泛傳播。但同時我也不感到驚訝，要想達到這種狀態，女人就必須非常堅強，與內在的自我力量連結在一起，並以自然的生產方式爲重，這樣她才能轉化這種能量，變成一個愉快的經歷。這樣的經歷也許非常罕見，但我相信它的存在，我知道我可以學習這些技巧。

無論如何，我對這種高潮生產的可能性感到樂觀。我的產程已經開始幾個小時了，但我可以放鬆甚至睡覺，那已經是奇蹟了。我知道我的孩子快來了，一切都感到喜悅。

接受生產的浪潮、駕馭它

生產就像進入一個不同的維度，夾帶著強烈的情緒和體感。在宮縮期間會有幾分鐘的休息時間，然後，收縮感像浪一樣來了：它來了又去，來了又去。來的時間是短短幾秒鐘，去的時間可以放鬆好幾分鐘。所以大部分的時間還是放鬆、可以休息的。在休息時，有人給我鼓勵、爲我按摩，讓我與即將遇見我眞愛的喜悅緊密連結著。

想像一下，你正在大海中衝浪，海浪來了，你能做的只有兩個選擇，一就是與它對抗並試圖阻止、逃避它；二是放鬆並去享受、駕馭它。宮縮是由胎盤的肌肉收縮造成的，眞正的目的是想要讓子宮頸擴大，打開產道以讓寶寶通過。這個過程不是要對我帶來傷害，而是幫助我看到寶寶，我化敵爲友。

因此，我只需要讓自己更放鬆，讓身體更能夠打開。我告訴我的身體，這些收縮使我越來越接近寶寶的出生，我很快就可以擁抱我期待已久的寶寶了。當我想到這個畫面，幸福感油然而生，痛感減輕很多，甚至幾乎沒有痛苦。有了讓浪潮來來去去的想法，我駕馭這樣的感覺並規律地呼吸，藉由呼吸來放鬆，釋放強度。吐氣時，想像這強度被排出體外。

痛感與快感兩者之間存在一條微弱的界限，一個會帶來痛苦，另一個則帶來喜悅。痛快就是一線之隔，這也就像生活中的任何情況，我們可以將其解釋爲消極或是積極，我們的經驗將取決於我們大腦的詮釋。我認爲生產是對女性在經歷強烈的感受時，還與正向和愛保持一致的考驗。

煥一直陪伴著我，提醒我呼吸，釋放出能量和強度，幫助放鬆。我輕鬆度過通常被形容為一生中最恐怖、最痛苦的分娩歷程。

早上約七點，我們告訴助產師我的產程已經啓動。Mala 很快就來了，自從我第一次感覺到有微微暖身的收縮以來，大約已過了十二個小時。這期間我們都沒有打電話給她，其實可以更早通知她，但她也因此可以一夜好眠。現在的我們，都有體力可以好好地迎接寶寶。

她做了內診，我已經開五公分了。

煥對我很溫柔，他的支持是使我產程順利進行、子宮頸全開的關鍵。由於緊張和焦慮，有些女性可能要花好幾天才能全開。生產是一個私密的時期，在這個時期，女性對周圍的環境和人非常敏感。如果產婦與害怕生產的人在一起，會觸發恐懼並影響生產過程。我很高興能夠與丈夫相處，他不斷提醒我專注於正向的想法，例如，「我們的寶寶隨時都會來到世界與我們見面，我們將很快經歷這個改變生命的時刻。馬上就可以抱抱寶寶了！」

當Mala進來時，我很高興我們會得到專業協助。但是，雖然我知道我會有兩個助產師，但在生產前我甚至沒有見過另一個助產師。因此我與另一位沒有建立信任感，對她感到陌生。

她們準備了所有助產的工具，並用溫水、鮮花和薰衣草精油爲生產池做準備。整個地方都裝飾著美麗的玫瑰花瓣，在窗戶外可以看到大海，那裡有竹林、大樹和滿滿的夏威夷花。這與我觀想時看到的生產願景完全吻合，被火山包圍的自然環境絕對具有放鬆的力量。

助產師們一直在我宮縮結束的休息時間評論生產過程。對我來說，身處另一個境界裡在某種程度上是有好處的。但我希望保持沉默，這樣我就可以一直保持在與身體合作的節奏裡，並且在每次結束浪潮時都不需要回到這個理性的評論中。

當我在溫暖的水中並且處於深度放鬆的狀態時，我感受到海豚的存在。當我游泳被牠們旋繞的那一刻，以及牠們傳遞給我和寶寶的正能量時，我感到與之相連，牠們說會照顧我們的信念使我繼續前進。我知道在沒有使用無痛分娩的情況下，完全有可能在生產時感到疼痛。但實際上我不需要任何減痛措施，因爲在幸福的狀態中，疼痛不是我專注的焦點。

Mala 也與這種美麗的海豚能量聯繫在一起，並告訴我她在我的水中生產時也看到了牠們的存在。我們度過了美好的時光，一起感受牠們的愛與支持。

我們在水中待了大約三個小時，Mala 認爲我已經全開了。

Mala 說：「現在妳可以開始用力了！」我很驚訝時間比我預期得要快，我的身體還沒有要用力的感覺！

我希望用力是順著感覺的簡單推動，然後寶寶就會順勢出來，就像我以前在許多生產故事中讀到的那樣。我沒有準備好要用力，但是我把助產師的話看得比自己的直覺重要，所以我開始用力推。但是，我的直覺是正確的，那還不是時候！這也讓我學習到了相信自己的重要性。

接下來的一個小時，我竭盡全力地使力，但徒勞無功，只是讓自己喪失精力。那時的我沒有意識到，直覺感受要先得到自己的尊重，若我可以尊重直覺，那麼生產將是一個偉大的旅程。

但那一刻，我放棄自己的判斷，只聽從我的助產師。我很樂意扮演不用爲自己負責的木偶，把自己的力量交出去，這也像是我通常將別人的話放在第一優先，因爲我沒有選擇相信自

“Intuition is what you know
for sure without knowing for certain”

— Weston Agor

「直覺是你確實知道的，
但不需要任何確定性。」

— 韋斯頓・阿戈爾

己，也爲此付出代價。我甚至擔心到不想聽煥的，當時的我只是害怕會去醫院剖腹產，但沒想到這樣的擔心，讓我處於負面狀態中。

在水中待了大約一小時後，Mala 建議我離開溫水池，然後走一小段路，讓重力幫助寶寶下降。我在煥的協助下走了出來，很高興地到戶外去。雖然宮縮越來越強烈，但我周圍的所有綠色大地、竹林和熱帶花朵仍然美得像在爲我們歡呼，與我一起收縮釋放，一起歡迎寶寶即將到來。宮縮來臨時，我和煥靠在一起，擁抱著並親吻臉頰、額頭。這樣的柔軟、溫柔幫助我回到正向的美好狀態，催產素又繼續流動了，給了我極大的支持和愛的感覺。

儘管形勢好轉，宮縮卻越來越強烈，但這是好消息，因爲強烈的浪潮意味著寶寶越來越接近了。煥看我有點招架不住強度，繼續引導我呼吸並一起發出深沉的接地聲音（toning），讓能量強度藉由低沉聲音送出體外，幫助克服宮縮。他陪伴著我一起發聲，讓我不會有尷尬的感覺，感覺到被他支持，也一起放聲讓能量釋放出來。也很神奇的是這些宮縮的強度就因爲這樣的傳送被釋放了。

我意識到深呼吸以及發出強烈的深沉聲音的重要性。聲音必須盡可能深而長，就像用喉嚨在低沉地吟唱，吐氣拉長，隨著聲音將緊張感和強度排出。它有助於能量流深入子宮產生震動與共鳴。因此，可以帶出釋放、放鬆的感覺。

原來可以簡單地利用這種長而深沉的聲音和呼吸，消除了大部分痛苦的感覺。我發現，當人們在醫院生產時，我們在影片中看到的短而淺的呼吸實際上會產生相反的效果。這些短暫而快速的急促呼吸動作，讓人感覺緊張，身體的肌肉更加繃緊。如果你試試緩慢而有意識的呼吸，會發現很明顯地，長而深的呼吸會更舒緩。

「你的羊水還沒有破！我們可能必須人工破水，這樣寶寶才能更容易出來。」Mala 注意到了這件事，我們完全忘記羊水還沒破這件事。

我通常聽說會破水有時是開始進入產程的產兆，所以沒有破水也在意料之外。那時我們相信必須手動進行破水，要帶一個羊水來生寶寶可能太困難了。

我們進去房間，我躺在他們鋪了防水床單的床上，Mala 用工具輕輕一捏就破了羊水。大量的溫水被沖了出來，我很高興我的水沒有早點破裂，因爲有時如果水早點破裂並且寶寶在裡面待的時間太長，便可能會引起感染。這時，我可以感覺到我非常接近見到寶寶的時刻了！但我也逐漸感到緊張，因此我對呼吸的注意力逐漸減弱。

當另一名助產師用某種醫學術語評論我的生產時，因爲對她不熟悉，讓我的恐懼加深了。我以爲她在告訴 Mala 可能導致我們送醫院的問題，我意識到這是我以前的害怕沒有完全被解決。因此，我受她評論影響，覺得需要趕緊把寶寶推出去。

我亂了，開始無法專注做深呼吸，我只想把寶寶用力推出。過了一段時間，我使盡全力，然後逐漸失去了力氣。我好累！

我心想，隨著我開始無法繼續下去，這種方式將無法正常進行生產。煥注意到整個局勢進展不順利，他向助產師要求：「你們能離開一下，讓我們兩個獨處嗎？」

當他提出這個要求時，我有兩種矛盾的感覺。一方面，如果我們必須獨自生產，需要緊急幫助，怎麼辦呢？但另一方面，我喜歡有自己的隱密時間，我腦海中又有聲音對我說：「嗯……很高興能保持靜默，與自己、煥和寶寶在一起。」助產師們尊重煥的請求並離開了。

我們讓空間充滿沉默，一個安靜的時刻讓整個世界平靜下來，因爲助產師有時會分散注意力，這種兩人世界的清靜反而很美麗、輕鬆。

「閉上你的眼睛，深深地呼吸。與寶寶保持聯繫，並告訴她我們歡迎她走向世界，我們很高興見到她。」

煥幫助我重新建立起連結，恢復自己的節奏。我又能夠回到自己、回到身體、回到寶寶的連結，繼續平靜地專注呼吸。

由於這個重新連結的時刻，我的緊張程度下降了。我只專注於感覺，沒有使勁用力。也許由於這段時間的放鬆，我注意到我開始打開，煥馬上就看到寶寶的頭快要出來了。

「寶寶現在正在著冠，現在可以請助產師進來了！」煥去請她們進來。

助產師們也休息補充了體力，精神煥發，準備就緒來迎接寶寶。休息的確是爲了走更長遠的路！助產師進來時，我開始專注於宮縮來時再推。突然，我再次聽到另一位助產師向 Mala 評論我的生產。她使用了一些術語，讓我以爲可能有問題，我聽不懂她在說什麼，但這讓我感到非常擔心。我以爲這意味著我可能推了太久，但寶寶仍沒有出來，是不是很危險？

接下來，我帶著害怕使勁全力，但無論我多麼努力，仍然看不到寶寶。這時，我非常擔心被送去醫院，所以使盡全力，儘管我現在意識到，如果我再放鬆一點，也許會容易得多。

懷著恐懼的心情，我沒有給自己時間思考。我開始亂了陣腳，崩潰地尖叫，直到我以爲自己快要死了，我再也做不到了。

「我想要放棄！我不行了！」

突然間，我尖叫到極點時，感覺寶寶突然整個彈出。她沒有慢慢地先頭出來，身體和腳再出來，而是整個身體一鼓作氣地滑出。

寶寶歡迎到這個世界！

「寶寶在這裡！」煥接住我們剛出生寶寶的可愛身軀，慢慢地將她送到了我的胸前。

「寶寶是粉紅色的，很有活力！媽媽……看看這美麗的寶寶！」Mala 歡呼。

「生日快樂！寶貝！你在三點三十三分出生。」另一位助產師精準地報時。

我看到了紅通通的寶寶，完全不敢相信我終於做到了。

我接住寶寶，將她擁入懷裡。雖然已經抱著她，與她四目交接，但我的腦子完完全全無法相信這件事。我的腦袋當機，第一次活生生地體驗到「不可思議」的眞實感受。

我經歷的所有挑戰狀態突然消失了。我感到一陣前所未見的喜悅，眼角不自主地開始泛淚。煥給了我一個吻，我們爲小寶貝在世界上擁有美麗的存在而感到驚訝。這個黃金時刻帶來的興奮與驚訝，讓我久久無法忘懷。

驚訝的是，生產怎麼可能這麼美？

驚訝的是，寶寶怎麼會就被我整個推出來？

驚訝的是，怎麼跟我從小到大被灌輸的生產感覺完全不一樣？

現在寶寶已經在美好的生產經驗中誕生了。令我欣喜的是，我沒有任何醫療介入或使用減痛藥物，讓寶寶輕鬆自在地來到世界上。我不敢相信它是如此簡單，雖然過程不容易，但順勢發生的感覺卻又很純粹、不費力。我久久不敢相信自己正抱著這個美麗的生命，無法形容的喜悅。催產素充滿我全身每個細胞，幸福感爆表。

身邊的竹林也亢奮地搖曳著，房裡的氛圍充滿著濃濃的愛與不可思議。

懷孕生產，我的重生之路

整個生產對我來說非比尋常，好像從夢中驚醒的感覺。清醒的時候才發現，自己在夢裡時被太多負面故事洗腦，也被太多擔心害怕包圍了，以至於我無法相信人居然可以不需要打無痛分娩就可以順產。這些不相信原來都被深埋在潛意識中，之前是完全不自覺的。

這次生產，完全是活生生的奇蹟降臨在我身上，而在我眼前的寶寶是天上掉下來的禮物。即使已經把這個小禮物抱在懷裡了，還是感覺非常不眞實，我的驚訝還是久久無法平息。

我們在生產前經歷了很多挑戰，崩潰地獨自面臨生產的情境，以及生產瀕死的強大能量，我覺得自己已經在鬼門關前走了好幾回。那個脆弱、害怕、渺小、忽視自己力量的我已死亡，隨之而來的是重生。

像是浴火重生的鳳凰一般，一個強大的我，也因此誕生！

「我可以靠自己生下寶寶，還有什麼做不到呢！」

這個重生的力量告訴著我，不必害怕，當我完成時，我臣服於這個偉大，母體的偉大，這是自己的本能天賦。

現在寶寶平安無事地來到世界上，我完全滿足。在海豚正能量、催眠生產、水中生產和居家生產的混合幫助下，我擁有無任何醫療介入、自然生產的夢幻經驗。

雖然它並沒有與我一開始想要的，與海豚一起出生在海洋中那麼完美。但我學到的東西比我預期的要多得多，也更有意義。

懷孕期間我與海豚共舞，這使我有信心去克服困難。他們在我生產時就在場，不是實體上，而是精神上的。我覺得他們以一種神奇的、靈性上的能量幫助了我。

這個生產經歷教導我，要相信我的直覺和母體本能。每當我克服恐懼並追求自己眞正想要的東西時，回報總是最充實的。

對我來說，發現自己原生力量的生產經驗，與一般在醫院的生產是天與地的差別。我無法想像自己被機器圍繞，綁著胎心音無法自由移動，靠著科技才能生產的景象。最重要的是，那樣的我會是一個無助又害怕的女人，等待被手術恐懼包圍的「生」不由己。

當我選擇相信自己母體的生命力量時，我感到萬分激動，奇蹟般的事情發生了。整個經歷使我確信生命是有智慧的，尤其我被照顧得如此細微、感受到尊重和呵護，我永遠感激這段生產過程得到滿滿的愛與支持。

我了解到，試圖堅持別人制定的規則，盲目跟隨一般人認為正常的事，造成的損害通常會大於好處。尤其在自然生產的過程，在我重生的過程中，我很清楚地看到了！經歷生產的轉變對我來說是重生，這超出了身體層面的體驗。這不僅是我孩子的出生，還是我正式成為媽媽，和老公成為爸爸的兩個重要身分的誕生。

我也注意到新生命極大地改變了整個家庭，使氣氛變得非常甜蜜和歡樂。對於這個人生經歷，我永遠感到幸福和感激。我也常常對老公說，我一輩子都感謝他這樣的引導、陪伴和支持。

成為媽媽的過程也幫助我了解自然生產的重要性以及尊重生命的自然節奏，我無法完全描述出這種自然的生產經歷如何豐富和改變了我，要媽媽親自經歷這種強大的能量才能了解這種賦權感。

我經歷了由恐懼到愛、負向到正向、痛苦到喜悅的轉化過程，將平淡轉化為奇蹟。

我不僅生了孩子，也接生了我自己，一個新的我，擁有無窮的自信與力量！

6

發現人生的最大祕密

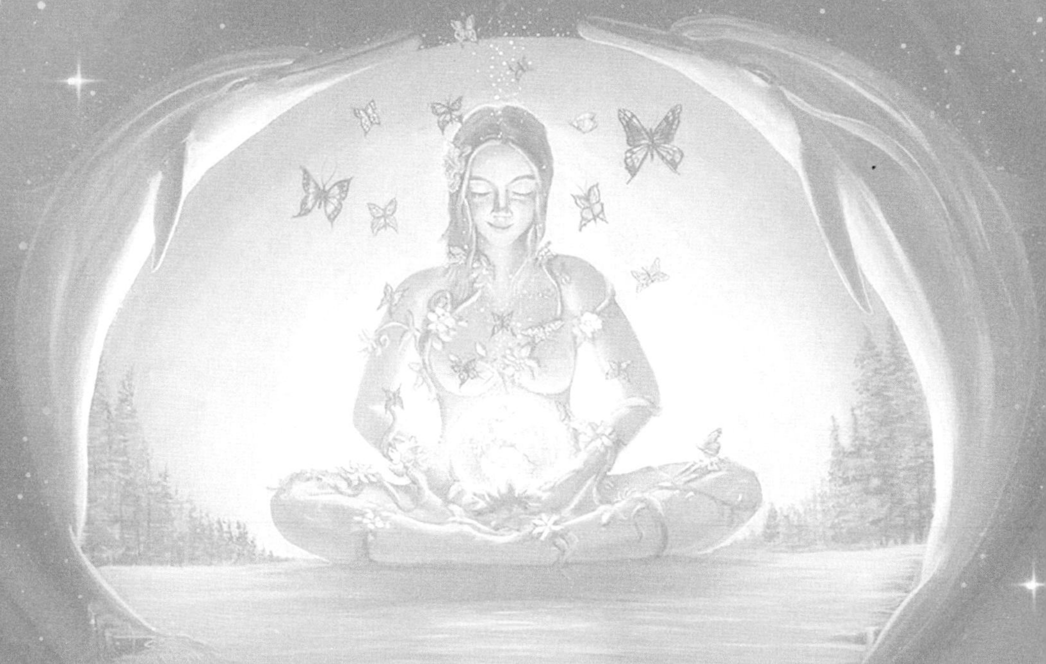

從女人到媽媽，生命的禮物

在懷孕和生產期間，我經歷許多挑戰，我因此充分意識到自己擁有克服任何困難的能力。我有責任掌握這種能力並應對挑戰，而不總是逃避挑戰並選擇最簡單、快速的方式。如果不經歷最深的恐懼和最艱難的處境，我就不會知道自己的力量。如果我不跳出框架思考，走出舒適圈，我就無法變得堅強和堅定，這個轉變超出想像，這是我離開舒適區，不再選擇安逸的好處。生命帶給我的禮物，讓我認清自己的價值和出乎意料之外的能力。

我發現人生最大的祕密！原來生育這件事可以這麼正向、喜悅和充滿轉化！

「為什麼沒有人告訴過我，可以以這樣的正向模式去經歷呢？

「為什麼大部分的人都不知道生產可以充滿溫度、呵護和溫柔呢？

「如果知道了，還會願意去經歷痛苦、負面的模式嗎？」

我了解現在的社會因爲生活壓力，連買房都是遙不可及的夢想，加上對生育這件事的恐懼，造成年輕人的不婚、不生主義，台灣也是全世界生育率最低的國家之一。可惜許多年輕女性把結婚和生子綁在一起，看成是危害自由與主權的枷鎖。我了解其中的想法，也認同這是個人的自由與選擇，我絕對支持向女性沒有自主權的婚姻說不，但我覺得很可惜的是，這也把生命中很美好的面相一概否決了。

生育是強大的轉化，它幫助我看見自己的內在力量。生育是上天給予女人的禮物，讓我對自己有更多覺察、覺知。也因爲孩子的到來，激發更多的潛能與力量，培養出之前絕對不可能擁有的耐心、信心、毅力和無條件的愛。

生育是一件有挑戰的事，寶寶來到世界上帶來許多教導，提醒我活在當下，享受生命的小確幸，也是快樂、喜悅的來源。生育讓我們成爲自己的進階版，同時孕育著傳承自己DNA的下一個進化版，它是一個不可思議的歷程。

我希望激勵大家有正向的希望與嘗試，也鼓勵年輕人讓生命藉由你繼續發光發熱！如果大家知道這樣的歷程可以有不同的路，還會有這麼多恐「生」族群嗎？

無痛的生產，無感的媽媽

如果我們經歷生育時，試圖用陽性的模式去控制、SOP管理和干擾這個自然發生的過程，這是我們不信任母體的表現。

爲了避免疼痛而選擇麻醉，或以等待救援的模式來面對生產，甚至被告知如果沒有打無痛就會因爲太痛而無法生產。我們違反自然，沒有順應我們的女體設計。生產的確是強烈的，自然順產並不是要否認這種強度，但這種強度是一種充分的肯定，是從痛苦到愉悅，化煉陣痛成爲力量的關鍵。

過多不實的警告讓我們忘了上天賦予的母體本能，這需要我們再了解身體的結構和生產之間的相互關係，更重要的是尊重我們身體的完美設計。我們以爲只要打了麻醉，不去感受，避免所有的感官強度就會沒事。無痛生產造就了無感的媽媽，這個神聖的提煉也被削弱了。

當我們願意體驗身體在生產時帶來的強大能量，隨之而來的是前所未見的幸福和刻骨銘心的喜悅。只有我們願意敞開心門不去逃避，所有的好東西才會湧現！

尤其是分娩時的那一刻，子宮頸正處於最大的開啓狀態，寶寶即將通過陰道進入世界，這也是許多產婦徹底放棄，宣布「我再也不行了」的關鍵時刻。想像一下，相反地，妳有能力以正向方式迎接那一刻，並體驗自己一生中最深刻的樂趣。

每個女人都有這種能力！

在感受細微的藝術中，我們踏上通往核心的旅程，是女性智慧和煥發活力展現的地方。

與寶寶的心電感應

寶寶名字出現的方式與眾不同。生育的歷程讓我更能與直覺和細微的心電感應能力相通，這也是在生育之路中意外發現的能力。

在她出生前幾個月，家人和朋友一直詢問她的名字。在西班牙的習俗中，父母要在寶寶出生之前就決定寶寶的名字。傳統上，他們以寶寶的祖父母或父母的名字命名，所以通常不需要太多時間決定。而在台灣，爸媽在生產前不決定名字是比較正常的，因爲有些人會以出生時辰來取名。他們去找算命先生，並用《易經》的占星術系統進行計算，以確定該名字的筆劃數符合生辰八字。

在懷孕期間，煥和我一直都找不到我們都喜歡的名字。我建議可以有一個台灣名字和另一個西班牙名字，但他不喜歡孩子有雙重名字，我們便努力尋找一個讓兩個家庭和文化都容易發音的名字。有些台灣名字讓西班牙人很難發音，而我的家人則無法發任何西班牙名的音。直到寶寶出生，我們還是無法對寶寶的名字有共識。

我們試圖找夏威夷人的名字，感覺接近但不完全是我們想要的。幾天過後，我們開始焦慮了，因爲我們仍然找不到兩人都喜歡的名字。但我們必須儘快有一個名字來註冊出生證明和申請護照，以便我們使用寶寶的美國護照離開夏威夷，順利在簽證過期前返回家中。

一個美麗的下午，我看著窗戶外的熱帶風光。我凝視所有鬱鬱蔥蔥的樹木和花朵，以及美麗的竹林，樹下有慵懶的山羊，靜靜地吃著草。安靜的寶寶和餵奶的幸福感使我處於欣然喜悅的狀態。

突然間，我的腦海裡浮現一張閃閃發光的字卡，卡片上有拼寫著「NALIA」的字母，背景閃爍著熱帶綠色竹葉的生動畫面。一開始我不明白那是什麼意思，我沒有想到這可能是個名字，我從沒聽過這個名字。

我唯一知道的是，寶寶在子宮中一直通過心靈感應與我交流傳訊息。我經常接收到瞬間閃過的訊息，向我展示她想要的東西。在懷孕期間，我會看到腦海裡的閃卡。有時候，我接收到一張香蕉的照片，即使不喜歡香蕉，看到這張卡後，我便去吃了香蕉，我的寶寶就會高興地回應。一段時間後，我開始意識到這是寶寶給我的傳訊，她用這個方式向我發送她想要的東西。

有一次我看到一棵樹和周圍有鳥的畫面，我不明白我的寶寶想要什麼。然後，我轉過頭，透過窗戶看到外面的樹和鳥時，寶寶踢我，向我表現通過我的眼睛看到自然之美的幸福。有時候，看到的閃卡是她父親的照片，那意味著是時候打電話給他了，讓她聽聽他的聲音。我很高興與她進行這種交流，對我來說，能夠知道她想要什麼讓我和她更有默契。

收到這個字卡訊息後，我不確定這是什麼意思，因爲她以前從未發過帶有字母的訊息給我。我便問煥：「你認爲 NALIA 是個名字嗎？我剛剛從她那兒得到了這個訊息。」

他很高興地說：「就是這個，聽起來很棒！這是就是寶寶的名字，有我一直在尋找的發音！」

Nalia——娜俐雅，它成爲了寶寶的名字，是由她選擇的！這使我確信，心靈感應的世界是眞實的，因爲這是我眞實的個人經歷。

愛、信任與臣服

所有對我有意義的在未知的另一邊，

我不再害怕未知，
我選擇愛而不是恐懼。
我臣服、信任，
我選擇與神聖的頻率保持一致，
我與無限豐富的機會對齊。
我是愛與光的無限存在，
匱乏只是恐懼的幻覺，
無條件的愛就是答案。

我從生命探索中察覺到，我被成爲人母這件事吸引了，我感謝能經歷成爲母親的內在轉化過程。這個靈性啓程的經歷讓我深刻體驗到了在現今物質社會中無法買到，但又是最被追求的東西——「愛與信任」。

對我來說，順勢而爲、不被打擾、不被控制的生產是身爲女人能量轉換的重要過程——傳承生命的儀式。盲目跟隨人群而不去深入了解就會錯失良機。

我很幸運地接觸了多元文化、生活方式和生命哲學，讓我知道我有選擇。當我從「大家都這麼做所以我也應該這麼做」的模式中解脫出來時，我感覺到做自己的能力更強了。因爲我越眞實，我越能擁抱永無止境

"The one who follows the crowd will
usually get no further than the crowd.
The one who walks alone,
is likely to find himself in places no one has ever been."

— Albert Einstein

「跟隨人群的人通常不會比人群走得更遠。
那些獨自行走的人
很可能會發現以前沒有人去過的地方。」

—愛因斯坦

的潛能，也就越會吸引對我生活各個領域都有幫助的事物。我爲寶寶和我選擇最好的模式，我不需要生活在任何文化傳統或信仰的壓抑下，我可以遵循自己的直覺，是一種身爲媽媽的本能。

這是生命的禮物，因爲它總是帶我到更不可思議之處，讓我讚嘆生命的可貴與神奇。我聆聽內在的聲音，跟隨著它的引導，就是存粹地去愛、信任、臣服。

直到今天，我的人生經歷教導我——當我們始終選擇愛、信任和臣服，人生歷程總是非凡的。

一無所有的我好豐盛

我從夏威夷的朋友那裡學到，生活不是僅僅追求物質的安逸。他們大多沒有穩定的工作，但都在做自己熱愛的事，這給予他們喜悅活著的能量。這與許多人的心態是相反的——不管喜不喜歡工作，只要有錢生存，吃得好就好。我有意識地選擇走上少有人走的路，我學會瞭解如何根據自己的願望、熱情和做自己喜歡的事情來創造自己的生活。

在生下寶寶的最初幾年，我專注於全職媽媽的生活。這是現代社會中最不允許女性的生活方式，因爲女性通常必須在生產後的幾個月內重返工作崗位。

現代女性因爲工作必須與寶寶分開。母乳餵養的媽媽必須停止親餵，失去所有母嬰連結所帶來的滋養與好處。在職業的驅使下，不得不將寶寶送到托嬰中心。

但這是寶寶生命中最重要的一年，女人不需要爲了得到大家認可而返回職場，放棄寶寶一生中寶貴的第一年。儘管每個人都這麼做，看起來似乎是正確的方法，但賠上的是珍貴的親子連結，這是再大的財富也喚不回的。

大多數現代家庭都有基本的物質條件，唯一的問題是媽媽是否珍視這個寶寶最重要的一年。如果父母有經濟上的不安全感，就會很難跨越。如果他們確實重視母嬰連結帶來的好處，便會把這段黃金時間作爲優先選擇，並儘量減少其他日常不必要的消費，做到極簡育兒，就會是有可能的。在此期間需要家人的幫助，所以也可向家人提出需要幫助的請求。

我們需切換思維方式，並真正爲媽媽和寶寶思考。當人們意識確實提升，了解什麼是眞正重要的事，選擇就會發生變化。如果我們不盲目地跟隨別人的腳步與眼光，我們會更仔細地傾聽內心的聲音。如果父母花一些時間對這些問題進行更深入的思考，那麼作爲媽媽的日常生活方式可能會大不相同。

「如果你可以擺脫社會眼光和經濟壓力，讓自己成爲想像中最好版本的媽

We are what we think.
All that we are arises with our thoughts.
With our thoughts we make the world.

—*Dhammapada*

我們就是我們所想的。
我們所有的一切都來自我們的想法。
我們用思維創造世界。

—《法句經》

媽，那你將怎麼做呢？」

如果認爲育兒只意味著提供食物、住宿和基本需求，那麼也許就只會做到這些，這是個人選擇和優先考量。如果重點放在身體需求和金錢上，那麼能量就會流向那裡。但如果首要任務是將幸福、愛與和諧帶入生活，就會關注內在狀態，而不只是外部的物質世界。

我經歷了以愛的頻率生活的模式，每當我在那樣的模式中，我都會得到生命的支持，去做自己想做的事。在這方面，我感到很幸運，並非常感謝能夠陪伴孩子。育兒的第一年，是我一無所有但卻最豐盛的一年。

7

妳最需要的生育魔法

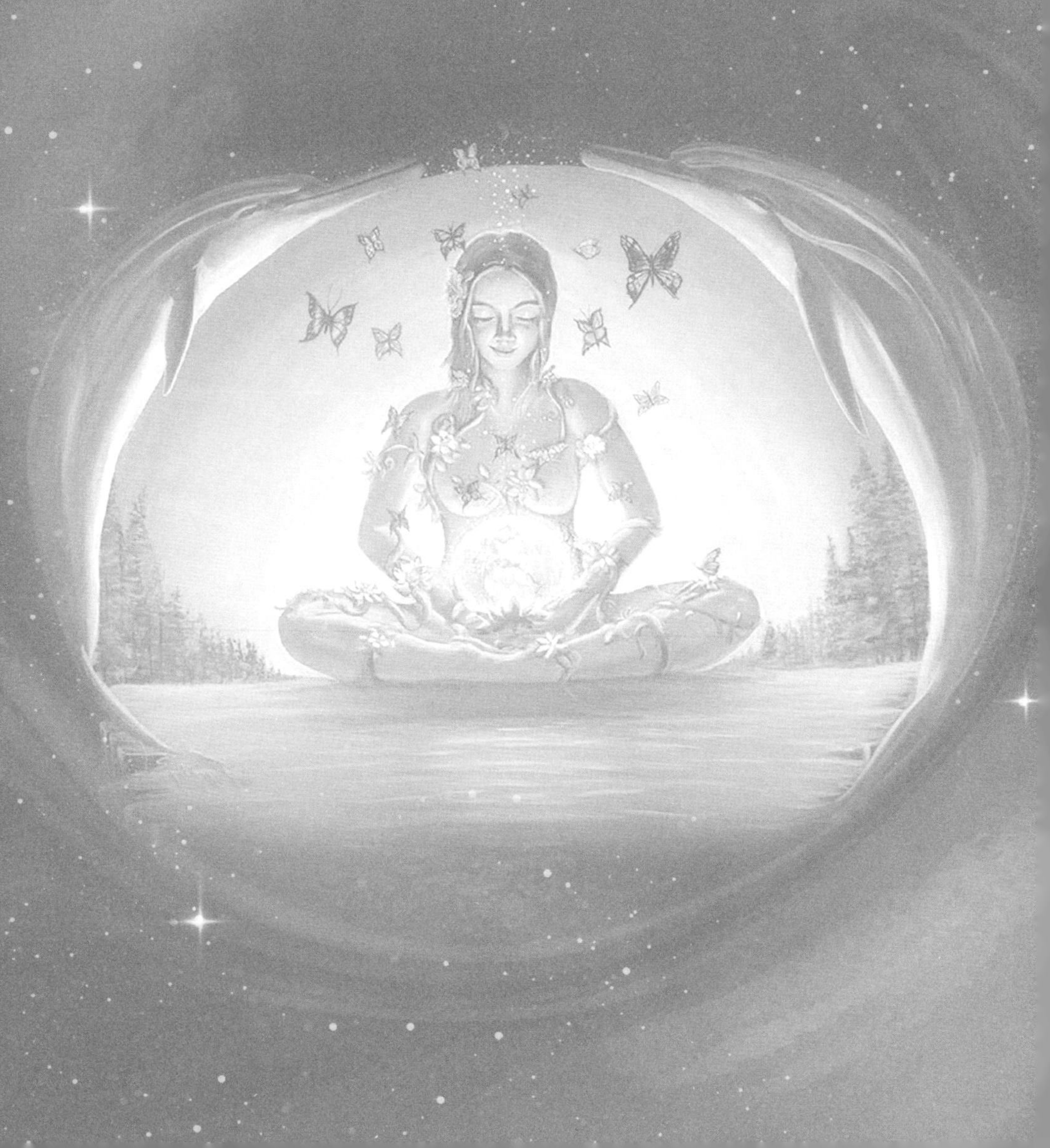

女人，妳是有多元選擇的！

許多女性認爲自己只有一種選擇，就是醫院生產和醫療介入的照單全收模式，像是打催生、打無痛、推肚子、剪會陰、立即斷臍和母嬰分離等等。媽媽們常陷入焦慮和絕望，因爲她們不知道可以選擇較尊重、溫柔、理想的生產方式。

“If I don’t know my choices,
then I don’t have any.”

—Diana Korte

「如果我不知道我的選擇是什麼，
我別無可選。」

——黛安娜・科特

多元生產選擇有哪些？

生產的方式很多，除了我們一般知道的醫院生產外，還能運用不同的生產技巧以及創造不同的生產環境，如居家生產、水中生產、積極生產及蓮花生產。

有些生產方式，除了外在的準備以外，更需要走向內在的意識、情緒、精神層面上的準備。有準備好的媽媽，才能了解自己的身體和內在力量，不需要將一切付諸他人，就可以平安順產。這也就是所謂的賦權生產（Empowered Birth），當媽媽不再把力量給予醫生或權威，而回歸到自己的身上，有意識、有選擇地去經歷，生產將會是很不一樣的經驗。催眠生產和海豚協助生產則是更深入地走向意識及潛意識層面，去強化孕婦順產的能力。

居家生產（Home Birth）

有些人會質疑，現代哪有人還在家裡生的？居家生產不是以前沒有醫療設備時代，在家請產婆接生的概念？

由於意識的提升，生產走向醫療化的先進國家有研究數據顯示，醫療介入的方式有助於確保高風險的孕婦及寶寶，但是對於健康、低風險的母嬰反而有負面影響。因爲大量的醫療介入和制式化的控制，讓原本可以自然順產的媽媽，因爲緊張害怕而無法讓產程順利，提高了剖腹率。

爲了能讓媽媽放鬆，有舒適的環境是最重要的。他們發現最舒適、熟悉的場域就是在自己的家，請有專業訓練的助產師幫忙接生。助產師通常是有生產經驗的女人，比較瞭解生產的過程與女人的需求，對於安撫媽媽情緒、給予支持有較良好的效果。歐洲的許多先進國家（尤其英國、荷蘭和北歐）已經將居家生產列爲健保給付以及低風險孕婦的第一選擇。只有眞的有醫療需求，才會推薦孕婦在醫院生產。而現在台灣也有專業助產師到府接生，也有納入健保給付項目。

水中生產（Water Birth）

八〇年代初期，法國產科醫生米歇爾．奧登（Dr. Michel Odent）在南法皮蒂維耶（Pithiviers）的醫院，因爲一位產婦經歷了四十八小時的產程卻沒有進展，因此實驗用溫水池讓媽媽生產。發現大部分產婦喜歡這種溫和、放鬆，有如泡澡或泡溫泉的生產方式。

水中生產也因胎兒產出的衝擊較小，有助於媽媽減緩產程中會陰撕裂傷。溫水有舒緩及療癒的功效，加上寶寶已經在媽媽的羊水裡九個多月，來到這個世界時如果也是進入溫度相同的水中，是比較溫和的模式。

這四十年來，歐美以孕婦爲生產主體，走向居家生產的潮流慢慢風行，進一步也將水中生產加入居家生產的模式中，孕婦會更加舒緩，有順產效果。也有許多國家的醫院或生產中心現在也有生產水池的配備。

積極生產（Active Birth）

一般醫院的產房爲了要持續監控胎心音，不允許產婦下床自由活動，甚至不讓產婦上廁所，使用導尿管。這讓孕婦非常受限，以及無法按照身體的直覺本能去活動。有些時候胎兒無法下降，只需要產婦稍微移動，給予空間，就可以在對的位置出來。

積極生產強調不再將產婦五花大綁地限制在床上，而是給予產婦行動自由，做舒緩的產球運動，幫助胎兒下降，甚至也讓伴侶幫忙輔助，做一些伸展、按摩或支撐的姿勢，讓產程更舒適。

蓮花生產（Lotus Birth）

研究顯示，足月三千克左右的嬰兒，約有200～225ml的血液在胎兒體內，另外80～100ml

的血液停留在臍帶與胎盤中。這個天然的設計就是要讓胎兒體積縮小，有助於通過產道。在寶寶出生之後，臍帶血就會自動回流至胎兒身上，補足之前失去的三分之一的血液。假設過早將臍帶剪斷，這些血將無法流回胎兒身上。建議在新生兒出生後，在母嬰狀況穩定的前提下，延遲幾分鐘再斷臍。國際研究中證實了許多延後斷臍的好處，許多先進國家已納入標準步驟。

蓮花生產是由亞洲國家的古代傳統習俗衍生的，認為胎盤是神聖的。由美國生產大師羅賓．利姆（Robin Lim）在《胎盤：被遺忘的脈輪》（*Placenta: The Forgotten Chakra*）一書中帶起蓮花生產的風潮，主張讓臍帶自行脫落，若不斷臍並讓臍帶血一直滋養寶寶直到它自然脫落，效果可以更直接地回饋給寶寶，對寶寶的健康和長遠的身心靈健康影響很大。

這樣的生產觀念在延後斷臍的理論被廣泛接受後被採納，也讓產家有更多的選擇。一般讓臍帶跟著寶寶可能三到七天才會自然脫落，需要耐心護理。

自主生產（Freebirth or Unassisted Birth）

在自主生產中，將生產的主體和決定權交回產家身上，不再由醫師或助產師主導。產婦自己決定產程，伴侶或醫護人員可以不同程度地參與，但是沒有人指導她應該如何生產、何時用力或用何種位置來生。只有產婦知道自己的身體，她的直覺和本能及與寶寶的連結才是眞正順勢生產的主角。

醫師或助產師若是在場，有時可能會提供一些建議，但女人是自己身體的眞正專家，所以她在無風險的考量下有主控權。有些產婦選擇不雇用助產師或醫師，因爲她們認爲這些專業者會不允許她們自主行爲，剝奪了生產的自由與選擇權。

產家要回了生產的自主權，但同時也必須對自己的選擇負責任。如果在產程發生任何意外，除了要立刻送到後備醫院之外，若有任何責任歸屬，都必須由產家自己負責。因此，做這個決定的準爸媽要有勇氣和擔當責任的心理準備。

如何以自己的需求，選擇最適合自己的生產方式？

除了以上介紹的生產方式，還有更多不一樣的選擇，如台灣許多助產師主張的順勢生產、日本的微笑生產、美國的狂喜生產等都可做爲參考，這些資訊都可以在網路上找到。最終，只有產家知道什麼是對自己最好的生產方式。

了解多元生產選擇後，問問自己哪些選項最合適？哪些最符合自己的生產信念？有些人認爲在家最舒適、最容易順產，在醫院會太緊張、害怕，但也有人認爲醫院是最安全的地方，這些感覺和決定都沒有對或錯。

當了解自己的需求之後，可以跟醫師或助產師討論生產的喜好並納入生產計畫中。我們常常會害怕權威或親情的壓力而不敢提出自己的想法，因此無法享受到理想的生產方式。

有想法就可以找到辦法，我們可以學習如何去處理大眾、權威和親友的反對聲音，並學習有效溝通技巧，讓自己的選擇受到尊重。建議參加溫柔生產、新手爸媽社團的支持及經驗分享，會有很大的幫助。

不實警告讓妳忘記母體本能

主流社會將生產視爲一件非常危險的事，大部分的女性也從小被洗腦，把生產視爲是生死的一道關口，對於生小孩的痛感到害怕。這樣的社會觀念讓大部分的人以爲生產只有一個選擇，就是只能在醫院生，才能確保嬰兒能存活。面對這樣的負面認知，理所當然地會讓人想要逃避，也造成許多女性在有了經濟自主的能力後，主張不婚不生。

現在的科技發達，我們的醫療的確可以確保高風險孕婦及需急救的寶寶能夠安全度過這個轉換時期，但眞正需要醫療急救的母嬰佔少數。世界衛生組織也公布，世界平均大約只有百分之十到十五的孕婦需要急救或剖腹生產，這也就代表百分之八十五到九十的低風險、健康的媽媽及寶寶其實是可以自然順產的。

生命原本就是讓媽媽的身體可以自然產出寶寶，這是上天賦予我們的原廠設定，這是不容置疑的，除非媽媽有一些孕產相關疾病而失去這樣的本能。任何哺乳類動物也都有這樣的本能，爲何只有人類把生產搞得這麼複雜？彷彿所有的產婦都是要用面臨難產的方式來處理呢？

孕媽咪們常會被警告，這是台灣很普遍的現象，尤其是：「你的寶寶太大」，或是「你的骨盆太小了，會很難生！」這樣的話語會讓媽媽們很焦慮，而這樣的訊息也是一種植入性信念，造成媽媽對自己的身體沒信心，懷疑自己的生產本能。請再回到相信母體與尊重生命的完美設計！

我們需要培養的是辨識覺察的能力，不讓一些不實的親友警告或推銷廣告讓自己懷疑母體的本能，進而做了花錢又傷身的選擇。保持正向、覺知和信念就是生育的一項重要功課。

迷思大破解：月子、胎盤、預防針、免尿布寶寶、共睡

在夏威夷生育的過程中，我學到許多一般人無法想像的事，讓我的育兒生活變得簡單，也更加有趣。而親友在產後送來的尿布、奶粉或一些大家一定會用的東西，我都得婉拒，因爲完全用不到。以下也介紹其中幾個特別有關生育的迷思。

月子

華人非常重視坐月子。現代人坐月子可說是花大錢不手軟，我常常被問到當初去夏威夷生小孩花了多少錢。所有的費用加上機票、住宿、租汽車、助產師費用及三個月生活費等等，大約台幣三十多萬，這樣的價錢等於是在台灣醫院生產和住月子中心的費用。我才驚訝地發現，原來可以爲了坐月子就花二、三十萬。

我懷孕的時候在全世界跑了一圈，才發現只有華人有坐月子的習俗。華人的主要觀念認爲生產是很傷身的事情，所以產後一定要好好地補身體、休息、修復，才能夠恢復到產

前的狀態。

但是在國外，我發現許多孕婦會把精力集中在將生產準備好，所以他們願意把錢花在做好產前教育，去好好了解生產要如何準備才可以順產。他們的觀念中，並不會將生育看成是對身體的大傷害，相反地，有些文化認爲孕產會幫助母體更強大，甚至修復以前的病痛。

產前教育和準備是預防勝於治療，在生產前先有正確的觀念，避免在生產時因爲害怕或準備不足而需要科技來幫助生產。生產時，一旦使用過多不必要的醫療介入，便會阻礙原本的幸福感，造成媽媽的催產素無法分泌。

催產素會催促生產，也是愛的賀爾蒙，在放鬆、喜悅的狀態下才會被人體自然分泌。若媽媽太緊張，腎上腺素開始分泌，而抑制了催產素，進而造成生產及產後泌乳的困難。哺乳因乳頭吸吮動作也會促進催產素分泌，幫助產後的身體修復。但如果這些都被阻斷，媽媽就會需要醫療幫助，這也讓生產變成很昂貴的一件事。

因此，應該把錢花在做好準備，而不是花大部分的錢在產後去修補創傷。我們可以去想想為何因害怕無法面對產程，必須依賴醫療幫助。在國外，除了華人，沒有在坐月子的，這代表月子不是絕對必要的。

所有哺乳類動物也是一樣，生產和產後復原都會自然發生。相信自己可以靠身體的本能去生產，同理，產後身體的自然恢復也是身體的本能之一。看到許多國家沒有坐月子，媽媽也能恢復得好，才慢慢放下坐月子是必要的觀念。

在夏威夷，產後調理就是正常、健康的均衡飲食。助產師會熬一些當地藥草，敷在會陰幫助傷口修復。其他的部分，就是做一些陰道收縮的訓練和建立母嬰的連結，尤其重視全母乳親餵，因為這個對於媽媽、寶寶的身心健康是很重要的。

生吃胎盤

生產前，我從助產師那裡聽說過當地人有吃生胎盤的習俗，當我了解這是夏威夷的傳統時，我很震驚。許多波利尼西亞、非洲和亞洲文化都認爲胎盤是神聖的。對於夏威夷人來說，吃胎盤可以抗老化、抗疾病以及減少產後憂鬱症。他們開發了不同的原料食用方式，例如使用食物乾燥機烘烤，乾了之後磨成粉，放進膠囊中來吃。而有些人認爲加熱會破壞營養價值，便將生胎盤加入美味新鮮的水果打成果汁直接飲用。

Mala 也給了我相關資料，有證據表明某些哺乳動物在出生後立即食用胎盤，像貓、羊都會。這又稱爲食胎盤行爲（Placentophagy），是一種哺乳動物在自己的寶寶出生後吃掉胎盤的本能行爲。因此，可以將它視爲是哺乳動物自然生存方式。

起初我也覺得生吃胎盤有些誇張，但出於好奇，我對此進行了更多研究。從華人文化來看，胎盤粉被用作珍貴的中藥「紫河車」，有獨特的製作祕方，在古代的王室才有特權使用。「胎盤的精華素」對健康有很高的營養價值，具有更新生命的特性和許多賀爾蒙、抗體，因此可以治療許多疾病。

在懷孕時，我無法考慮生吃胎盤，因爲感覺就像在吃生肉，讓我想吐，所以我原本不打算吃胎盤。奇怪的是，在我生產後助產師問我是否要嚐嚐看。當時在催產素爆表、心情亢奮的狀況下，完全沒有了抗拒感，也許是身體的本能回應，我馬上回：「好喔！請幫我切一盤，再加個照燒醬。」不敢相信那時我的勇敢，脫口而出時，仍然令我心震了一下。

我優雅地生吃了胎盤的四分之一，完全不是我想像中的血腥味那令人作嘔的味道，反而覺得很好吃，吃起來就像是脆脆的雞腱一樣，連吃素的老公也忍不住來一口。

生吃胎盤後我感覺煥然一新，充滿了超級能量。我認為，許多患有產後抑鬱症的婦女也應該嘗試這種方法。我無法想像，在世界上最美麗的生命到來之後，經歷所有催產素在哺餵過程中不斷湧入人體的過程中，女性怎麼可能會感到產後憂鬱呢？我是開心都來不及了！

預防針

寶寶出生後不久，我就陷入是否該給孩子接種疫苗的難題。在任何傳統的社會和心理上，讓孩子接種疫苗非常重要。但我在夏威夷時，大多數朋友都沒有爲孩子接種疫苗。這些未接種疫苗的孩子中有些現在已經成年，幾乎不生病，甚至比接種過疫苗的孩子更健康。出於好奇，我和老公開始對這個議題進行更多研究。我們發現許多有關疫苗接種的可怕事實，大部分的人沒有想過疫苗中被放入哪些化學藥品，它們是否有毒，是否對寶寶有害。

因爲大多數人擔心疾病以及政府、父母和社會的壓力，從新生兒出生就馬上接種，這些化學藥劑直接進入孩子的血液。但它是否有可能破壞自然免疫系統？當我看到台灣五歲的孩子在生命的早期階段接種二十幾種疫苗，我不禁思考，小小的身體如何能承受這麼多的化學藥物以及含汞等重金屬成分呢？

我們尚未看到有關疫苗中這些化學物質和重金屬如何在體內一起反應的研究，也想知道爲什麼這些年幼的孩子總是容易生病並且常去看醫生。反觀那些沒有打疫苗的孩子在成長過程中，遇到病毒或感冒，反而能比較快以自體免疫系統對抗而痊癒。

我從朋友那裡得到一些在夏威夷接種疫苗的訊息，我看到疫苗可能對孩子造成的影響和隱藏的消息。甚至有某個國家研究，該國家將疫苗接種改為不強制之後，新生兒猝死症機率急劇下降。

一開始我也像一般人一樣，認為疫苗給予預防、保護的功效，我原來也認為應該是要讓寶寶施打的。但這是一個敏感的話題，也是非常個人的選擇，我尊重每個人不同的想法與決定。我只是想有意識地去探究並做出明智的決定，而不是沒有全然瞭解、盲目跟隨之後才後悔。

經過了許多研究，最後我選擇相信我們的自然免疫系統，我選擇不去假設小寶寶的身體虛弱且無力抵擋外面的病毒。每當我看到寶寶被打針時，我都好心疼。老公是自然派的，他也主張不打疫苗。最後我們選擇不注射這些藥劑，不想因此破壞身體的自然防禦系統。

到現在，我的女兒已經十歲了。她從未去過醫院，也從未看過醫生，因為她出生時就沒有在醫院。我們選擇相信並保持她身體自然免疫系統的完整性。她的身體也很強大，即使有點感冒或發燒，都快速地自然復原。

我不反對疫苗接種，也不提倡一定不要打疫苗。這些醫療爲需要他們的人提供了很大的幫助，我對於這個議題只是單純地認爲我可以相信身體，也相信寶寶身體的自然免疫能力。

"The only real valuable thing is intuition."

—— Albert Einstein

「唯一真正有價值的東西就是直覺。」

——愛因斯坦

免尿布寶寶

在懷孕期間，我到四大洲的五個國家旅行。因爲旅途勞累，所以我只專注於爲生產做準備。我沒有準備好照顧新生兒的部分，處理寶寶的所有事情都是陌生的，有點後悔之前都沒有想到要先學新生兒照顧。

很幸運的是我的助產師就住在旁邊，她教了我很多孕產的有用技巧。其中，我發現非常有用的是「免尿布寶寶」（Diaper-free baby），這是一種「解便溝通」（Elimination Communication）技術。在察覺到寶寶有些不自在時，從她的身體扭曲或是發出在用力擠的聲音可以看得出來，她好像是想要尿尿或解便便了。

這時可以準備好尿桶或是臉盆，抱起寶寶並用噓噓聲提示，讓她知道是時候了。我開始注意到這些線索，然後我會帶她去洗手間在馬桶上或用尿盆解大小便。雖然需要一些技巧，但這種交流是自然而然建立的。從小我奶奶也會帶我這樣上廁所，發出噓聲然後把我抱起，我就知道可以尿了。我曾經有經驗過，所以很容易上手。

最初的幾天我嘗試很多次，但我們之間的溝通還沒有建立，所以娜俐雅還是隨時撒尿、解便。但我沒有放棄，連續試了很多天，大概在四天後，我觀察到娜俐雅看起來不舒服。她踢著腳或扭動身體，好像是小孩想尿尿時都會有的緊縮樣，我得到了她想尿尿的暗示，立即帶她去洗手間，對她發出噓聲，然後她就尿了。

我和老公都對這連結的建立感到欣喜若狂。我們不僅跟寶寶有了默契，而且還爲我們節省了穿脫尿布和大量的尿布錢。

同時，娜俐雅也知道我們了解她的需求。我們聽到她發出的提示訊號，她得到我們立即的幫助。娜俐雅雖然只是個小寶寶，但也不喜歡整天坐在自己的大小便上，所以可以馬上得到幫助，她似乎很滿足。我們很高興能夠了解寶寶的需求，並即刻滿足她。

整個經驗讓我了解，剛出生幾天的寶寶居然如此聰明，竟然可以與她溝通。對我來說，這更進一步地建立了信任的橋樑，我們之間的距離越來越近。

共睡

新手媽媽的另一件困難事，是讓新生兒分房睡或單獨睡在嬰兒床中。嬰兒在半夜醒來想要喝奶，有時只是想與母親抱抱、有一些肌膚接觸。想像一下，若你是小寶寶，半夜起床發現自己孤單地躺在嬰兒床裡，是蠻可怕的感覺。寶寶當然會大哭並喚醒爸媽，也難怪新手爸媽在寶寶生產後的第一年睡眠品質很差。

與寶寶共睡是一種自然的方式。對於新生兒來說，最重要的兩件事是感受到被照顧和能與母親在一起，共睡可同時提供這兩種功能。

被寶寶的哭聲吵醒，爸媽兩人都會因此非常疲倦。而共睡的好處就是無需在晚上醒來、下床，並將疲倦的身體拖到寶寶的臥室進行哺乳。共睡時，你可以側身就開始餵奶，這樣一來，媽媽也就不會中斷睡眠，寶寶也可以立刻入睡。雙方都會有更好的睡眠品質，因此白天的生活會更快樂。因爲有睡飽也會對寶寶有更多耐心，生活品質大大提升。

育兒極簡法則：有意識且順應自然地生活最容易

我很幸運地從南美、歐洲、亞洲和夏威夷等許多文化角度觀察孕期、生產和育兒的所有差異。從更廣泛的角度來看，我已經開始內化了，爲人母的方式千奇百怪，每個文化相信都有他們的歷史、信仰淵源，沒有對與錯。

我發現在一種文化中，某些行爲被認爲是極其重要的，但在另一種文化中則被禁止。例如，台灣的新生兒被認爲是脆弱的，因此常常看到媽媽被禁止在出生後的幾個月帶寶寶出門，普遍認爲如果寶寶暴露在戶外場所會生病。也常常看到即使在夏天的高溫中，長輩仍用毯子包裹寶寶，認爲這樣寶寶就不會感冒。如果不給寶寶穿好保暖衣物，也會被街上的人關注。

相反地，在夏威夷，人們喜歡裸露新生兒，普遍出生後幾天就將寶寶帶到海灘，甚至浸在海水中。他們認爲新生兒從一開始就體驗海洋、感受自然，這是重要且健康的。夏威夷一年四季都是二十幾度，所以常常看到不穿衣服的小孩。經歷這兩極化的觀點，無論我做什麼，在某種文化中都是錯誤的。

由於不可能做「正確」的事情來取悅所有人，所以我允許自己相信自己的方式。無論人們如何對我作爲媽媽的方式給予評論，我都跟隨直覺，因爲最終只有自己知道什麼是對寶寶最好的，不需要爲了迎合社會或是外人眼光而做違背自己想法的事。

遵循自然的養育方式，我不需要購入、隨時攜帶一大堆東西，也無需爲配方奶準備溫水，之後再進行大量洗滌、消毒。我們的現代社會已經將新手爸媽制約了，爲寶寶購買過多的產品和設備。例如：紙尿布、奶粉、寶寶床或搖籃等，對我而言這些東西並非必須，育兒也可以極簡。

我的結論是，越回歸自然、簡單，一切就越容易。我的育兒哲學受到在夏威夷的啓發和影響，學習到回歸自然、方便、省錢又不費力的方法。加上帶著寶寶環遊世界五、六年的時間，行李箱也只能裝得下眞正需要的東西，精打細算後，發現好多東西都是可以省略的。

許多育兒神器其實是被高估了，而且不一定對寶寶有好處。以下是我的育兒方式：不用奶粉、奶瓶、奶嘴、紙尿布、輔助坐或走的器具、玩具、固齒器等。

不用奶粉、奶瓶

大家都知道母乳對寶寶是最好的，而且會在寶寶不同的階段給予當時寶寶需要的營養素，配方奶是做不到客製化這件事的。媽媽的身體會爲寶寶量身定做母乳，因爲寶寶是母體創造出來的，它知道寶寶的DNA最需要的是什麼，也絕對會給最好的。

既然大家都知道母奶好，而且是現做現喝最好。但爲什麼還是很多人不能成功餵奶呢？以下是我觀察到的幾點：

1. **求方便：**媽媽剛生完的時候，需要休息和修復身體，因此很多人選擇月子中心，將照顧寶寶這件事外包。想休息的時候可以把寶寶送走，爲了可以睡過夜，很多會把奶擠出來或直接用配方奶，請護理人員去餵奶。爲了方便，媽媽錯過了跟寶寶連結的時機，這是很多愛、催產素大量分泌的黃金時間。在這個產後一個月的黃金時段，沒有建立好哺乳的規律作息，讓親餵成爲很日常的一件事，之後回家要建立好哺乳會很困難。加上有時親餵，有時瓶餵會造成奶頭混淆，造成寶寶偏好可以快速易吸的奶瓶而不願意親餵。媽媽觀念要正確，把哺乳當作一個優先選擇。雖然產後會比較辛苦，但這個堅持會有一連串的好處！也是之後可以不需要花錢在奶粉，使用奶嘴、擠奶、消毒、每天辛苦泡奶、洗奶瓶的關鍵點。

2. **太早放棄：**也有媽媽在產後三天，以爲母乳不夠多（其實初乳本來就不太多，產後第三天後才會分泌母乳）。有些媽媽會很焦慮，擔心寶寶不夠喝，糾結在寶寶喝了幾毫升。爲了不讓寶寶哭或餓到，就會直接選用配方奶。但有時候這只是一個擔憂，如果再耐心等待，多多親餵，母體會知道寶寶的需求比現在的產出還高，母體自然會追加更多。但如果這時候已經用了配方奶，沒有寶寶吸奶的吸吮動作去刺激分泌，母體不知道要再追加更多，就會造成之後母乳分泌不足。有些媽媽說自己就是母奶不夠，其實不是的，我相信每個母體都有足夠的母奶，有些甚至可以餵雙胞胎（或是同時可餵大寶、二寶）。

3. **沒有適時尋求專業協助：**媽媽在感覺需要哺乳協助的時候，可以尋找專業的協助，最好是找尋國際泌乳顧問，他們可以給予適時的方法和正確觀念，讓哺乳育兒更順利。要特別小心說母奶不足又推薦配方奶的人，堅守要以母奶為主的防線，不然很容易失敗。

當媽媽保持信念、堅守防線，即使擔心寶寶喝不夠，也不要放棄。要多喝水，多吃可以幫助分泌母乳的天然食材，來增加乳汁分泌。

眞人奶嘴

一般覺得奶嘴是一定要的，但說穿了，這只是大人不想聽小孩哭，想要壓抑寶寶情緒的一種方式。寶寶一定是有不舒服、有需求的時候才會哭，想尋求大人的協助。但是一哭就被塞奶嘴，就是要寶寶快閉嘴，怕會被別人白眼。

但這也代表著，大人不懂也不想聽到寶寶的需求，要寶寶壓抑情緒，這樣才不會被干擾。這其實是大人不想去同理寶寶的一個表現，也會拉遠和寶寶的距離。久而久之，寶寶會習慣有任何需求就先閉嘴，不再想辦法溝通，因爲不可溝通。親子之間的信任感會大大下降，易造成孩子長大後感覺不親也無法信任。

我使用的是眞人奶嘴，就是常常哺乳，這是寶寶最愛的喔！

使用布尿布或免尿布

我使用免尿布寶寶的溝通法，是在家中比較能使用的方式，就是發現寶寶有溝通線索，要大小便的時候，馬上帶他在尿盆上大小便。但是，外出的時候和晚上比較難以這個方式來執行，所以我就使用布尿布，以下是我覺得非常推薦使用布尿布的原因：

1. **省錢：**一天平均使用六到八片的尿布，一個月可以省二千多元，一年就省了兩萬多，到寶寶戒尿布時可以省六至七萬以上！

2. **讓小屁屁通風比較不會有尿布疹：**紙尿布其實不是紙作的，它使用了大量的塑膠成分，而塑膠和化學物質直接與寶寶的肌膚接觸易有不好的影響。使用棉布或是自然材質的布尿布內墊，比較不會產生紅腫、尿布疹。

3. **減少龐大的垃圾量：**每天的排便、排尿加上尿布的重量會達到一至二公斤，紙尿布的成分是無法自然分解的。根據統計，每個小孩在可以自己上廁所之前、平均要用六千片紙尿布。每片紙尿布掩埋後，大約要花超過四百年才能分解。每個小孩出生到可以自行尿尿之前的垃圾量可以塞滿整個房間，對整個地球是多大的負擔啊！對於每天倒垃圾的你也是很大的負擔！

布尿布也許清洗比較麻煩，但在節省廢棄物方面幫助是非常大的，我們使自己的環保意識提升，照顧自己住的地球，減少污染，對健康也是很重要的！

不用輔助坐或走的器具

很多人在寶寶學坐的時候認爲要買學坐輔助椅，因爲怕寶寶會向後倒。但是這種椅子一直在支撐寶寶的腰和脊椎，反而讓寶寶沒有機會學習用自體的力量撐起來，等到之後會坐的時候，反而會坐得彎彎的，因爲沒有機會訓練腰，讓他自己挺直。我觀察到，沒有使用這種座椅的寶寶，腰可以挺得很直，坐得也比較直。在寶寶學坐的時候，在頭後方放著枕頭，以防向後撞到頭就可以。輔助走的螃蟹椅學步車也是一樣，這都是給予不必要的輔助，不僅佔空間也會阻礙身體自然的學習。

玩具在大自然裡

現在我們處於物質過剩的時代，其實不太需要買玩具，常常有機會拿到親友贈送的玩具或是恩典牌二手物。我也會讓寶寶玩一些自然的物品，就是生活上會用到的鍋碗瓢盆或是大自然的木頭、石頭等，再運用一些自己的創意，簡單的東西就能玩出多花樣。主要是要花心思與寶寶互動，得到全然的關注寶寶就會玩得開心！是否需要用到設計得很厲害的玩具，不是太重要。最重要的是，你願意花時間與寶寶玩，陪伴他的成長。

天然固齒器

寶寶長牙的時候，很多人都覺得一定要買固齒器，其實我發現我的寶寶都不愛，反而他們喜歡咬一些眞實的東西，像是水煮過的蔬菜和切小塊水果，讓寶寶抓著吃，也讓他習慣用牙齒咬嚼，就是天然的固齒器喔！

自己做副食品

寶寶進入副食品階段，爲了方便都會買做好的食物泥，但是這些做好的食物泥，爲了保存常常會放防腐化學成分進去。與其吃已經不太新鮮還含防腐劑的食物泥，不如現做現吃。

最健康的方式是自己做食物泥，像香蕉只需要用叉子壓一壓，就會變成泥狀。蔬菜水果也可以和燕麥片或粥放在一起，用簡單的打泥器，就可以做出好吃的食物泥了！

妳是自己的權威

另一個有關生育的話題是，大家認爲有了寶寶就不能過自己想要的生活。聽過很多人說到自己不生的原因，是因爲孩子出生後，自由就結束了。這是一個非常普遍的信念，甚至造成了許多不生的想法，因爲他們在想：「如果我有孩子，那我就必須苦命賺錢，過上穩定的生活，且一切就是奉獻給孩子。我會被捆綁著，負擔和責任都很巨大。」

這種觀念其實蠻受限的。即使有了寶寶，我還是完成夢想，和寶寶一起環遊世界、做最想發展的事業。經驗告訴我這不是不可能的事，這樣的生活方式也不是人們想像地那樣昂貴且不可行。

對我個人而言，這種慢活的旅行模式反而出乎意料地容易。如果給自己一些時間，可以使用打工渡假 gap year 的想法，以便能夠去想去的地方。展開這樣的旅程，寶寶也因爲要適應環境，變得很有適應力，世界上的人事物就是寶寶最好的人文教育。

我從旅行中學到，有時生活在大城市中，比起去熱帶的天堂勝地要花費更多。我不是來自可以讓我無止盡旅行的有錢家庭，但我一直順其自然。當我最深切地建立信任時，金錢似乎來自不同的來源，一直幫助我繼續前進。帶著寶寶環遊世界旅程持續了六年，其中也再次去了夏威夷，也到過南美的亞馬遜河叢林、中歐的彩虹聚會、尼泊爾喜馬拉雅山腳創校、印度生態村深度探險。與寶寶一起過著夢想的生活，一起旅行，感受世界，這也是給孩子最好的人生經歷。

也許有人反對這種帶寶寶旅行的想法，這個模式也不適用所有人，但這樣的模式符合我們的夢想和願景。每個人都有不同的夢想生活、人生觀，但我要強調的是，孩子絕對不會阻礙夢想，阻礙過自己想過的生活的只有自己。

在現代社會中，父母想讓孩子在室內娛樂，花錢買玩具。但這些年輕的生命需要不斷探索新事物，但是玩具並不能滿足他們，很快就會感到無聊。這些錢可以換成到大自然裡探索，大自然總是新奇並能激發創意，這種能量和物質世界裡的是不一樣的。

娜俐雅不斷接觸新的環境、語言、食物、文化和人種。她觀察並探索所有差異，去感受不同風味、景色、口味和聲音進而感到喜悅。她對玩具或物質的依戀較少，也更願意分享自己擁有的東西。她喜歡與人、動物和自然接觸，而不是堆滿滿的玩具。

當我知道我有能力、自信時，我是自己的權威，我是充滿力量的，可以有意識地創造自己的生活。走出舒適區、做一些不一樣的選擇並不可怕，這不但是可能的，還可讓生命更加充實。我很高興自己沒有選擇回到朝九晚五的工作，其實當自己的老闆的模式對我而言才是正常的「眞實」工作。

8

蔓延全球的
海豚正向生產魔力

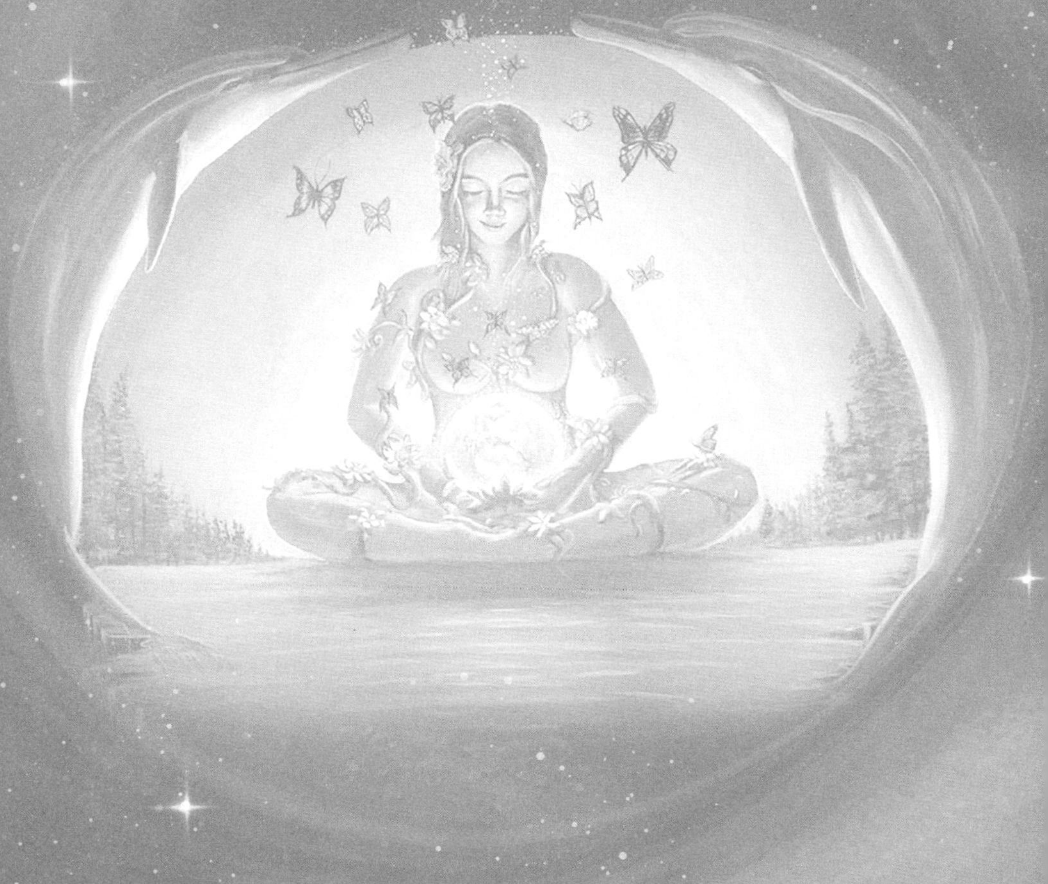

傾聽你的夢想，聆聽你的生產。

海豚在你的生產過程中幫助你——

不僅在你的觀想中，不僅在你是誰，而是在你這個時候寶寶的實際生產。

以一種無痛的方式生產。讓寶寶協助生產，讓海豚協助生產。

你們都是一家人，

讓他們都幫忙。

當您允許所有相關人員提供幫助時，生產是無痛的。

向非常愛你的海豚敞開你的夢想之門，任何你有的機會，去和牠們一起玩耍——

在你的心中，在你的思想中，在你的身體裡。

你會感受到他們作爲禮物與你分享的自由。

——巴夏

十年慢燉的圓滿

現在，我已踏上海豚生育之路十年多了，這是一個完全回到心的家的旅程。

夏威夷生產經驗引領我投入孕產教育專業知識領域，並接受多國的多元訓練。二〇二〇年之前，我旅居世界各國，在各地推廣海豚正向生產及服務產家。

多年的學習、研究以及服務，發現很重要的是幫助化解一般對孕產的負面信念，這也引領我專注在正向生產信念建立。當新手爸媽不再害怕，就可以眞正爲自己的寶寶做好最好的選擇，迎接正向生產經驗！

二〇一六年是我大躍進的一年，我受到母校——英國劍橋大學教授 Francoise Freedman 的邀請，到國際水中生產育兒會議（Light in Water Conference）演講海豚溫柔生產的研究，與多位孕產領域大師們一起做學術演講。雖然我只是年輕的講師，但很榮幸可以跟孕產界的大師，像《溫柔生產》作者芭芭拉．哈波（Barbara Harper）有許多交流和互動。更令我感動的是我所做的研究和發表，也受到了國際的肯定與關注。

參與孕產國際會議這麼多年來，總是因爲好奇心想去看看別的國家研發了什麼最新的技術或知識，因爲學術上的學習和交流是我的熱誠。二〇二〇年因台灣家人和疫情讓我留在台灣，我有機會進一步回國推動正向生產教育，才驚訝地發現在台灣一般人接觸到的產前教育幾乎是零。有時候和別人閒聊我的工作，他們都不知道有這樣的工作存在。盲目地跟隨醫療，缺乏教育與意識的生育，讓我感到更迫切需要推廣這些重要的生命觀念。

十年的慢燉，十幾國的產家見證，讓我慢慢地得到這個專業領域的國際認同。我很幸運能夠在這個神聖而賦權的生產過程中陪伴世界各地的女人與新手家庭，看見許多生命的圓滿與奇蹟的感動，接下來分享這一些海豚正向生產的故事！

美國媽媽 Kim——海豚游入生命

與 Kim 的相遇，讓我更了解生命的流動，以及海豚正向信念的魔力。當時的她獨自帶著兒子到夏威夷，面對著未知。雖然 Kim 是單親媽媽沒有伴侶的陪伴，但她的女兒

Naiya（夏威夷語：海豚）的誕生有了海豚的正能量伴隨，順利地游入世界。

以下是她的生產故事：

我與 Allison 跟隨夢想來到夏威夷，在大島上與海豚一起生產，我經歷了我最敞開心扉的旅程。在我懷二寶六個月之前，我從未聽說過這樣的事情。我被呼喚來了，這就是寶寶想要被生下的地方。

在大島不認識任何人的情況下，我收拾了行李和我的兒子一起踏上改變生命的冒險之旅。我們去了海灘，那裡的海豚用溫暖的 Aloha 迎接我們，我立刻知道這是對的地方。

當我跟隨我的直覺，魔力的體驗眞正開始了。一切都順利到位，朋友照顧了我的狗和車，我能夠在一週內轉租我的小屋，並立即與夏威夷的一位朋友聯繫上，他在著名的納普普（Napoopoo）有一個房間可供出租，通往凱阿拉凱（Kealakekua）灣的道路，這裡是野生夏威夷飛旋海豚的家園之一。這一切都發生在一瞬間，我對流動的生命以及宇

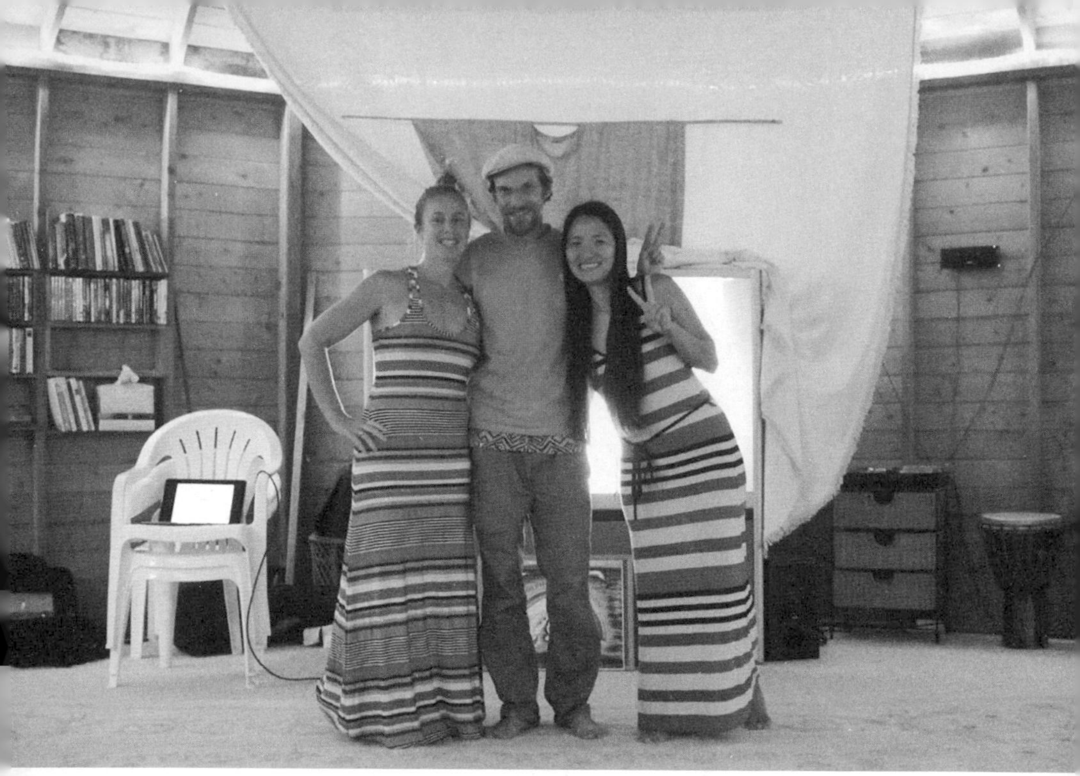

來自美國、德國、台灣的我們，回應了海豚的呼喚來到夏威夷迎接孩子的誕生。

宙，和從未見過的人對我的支持感到非常驚訝和感激。

我有兩個月的時間與海豚建立聯繫和關係，我每天都會在三個不同海灣的深藍色海洋中游泳。超過一半的游泳時間讓我有幸與平和、快樂、嬉戲的海豚在一起，我的生活永遠改變了。

與海豚相遇並不是唯一意識擴展、令人心曠神怡的體驗，是在我到達島上的那一刻，從未有過如此自在的感覺。簡單地走下飛機，感受到能量是如此平靜和滋養。豐富的自然、植物、樹、花卉、火山地的生機、野雞、火雞、鴨子、青蛙、貓鼬、雄偉的海洋、珊瑚、魚、海龜和海豚！哇，我到了人間天堂。

剎那間，我感覺所有的憂慮、恐懼都被沖走了，我生活在幸福之中。兩位了不起的助產師進入我的生產旅程，通過歌曲、身體鍛鍊、儀式、海豚游泳和簡單的產前護理，這些生育經驗超出我的想像。在選擇海豚助產時，我感覺得到了滋養和支持。八月七日上午八點左右，我到了凱阿拉凱灣，在那裡迎接我的是四隻甜美的海豚。他們直朝我游來，靠近時分成兩對，在我周圍游來游去，然後讓我跟著他們。我感到非常興奮和榮幸，這些海豚正在護送我走向未知，我感到信任和喜悅。

幾分鐘之內，我就被海豚包圍了，很多海豚，大概多達一百隻！在我周圍游著、盤旋著，就像我在過去兩個月裡遇到的每隻海豚都來慶祝一樣。我簡直不敢相信，幾分鐘後我開始在水中開啓了產程。這太超現實了！

與這些壯麗的生物一起游泳了幾個小時後，我遊回了岸邊，坐在海堤上，一邊喝著新鮮的椰子汁，一邊繼續看著牠們玩耍，仍然對自己正在產程中感到感激。沿著納普普路我回到幸福的家，並打了個盹。我的身體感覺很舒服、自然，沒有恐懼、緊張和痛苦。臨近傍晚時分，我覺得被召喚到海邊看日落，所以我和陪產團隊聚集在車裡，驅車前往凱阿拉凱灣的另一個小海灘——馬尼尼（Manini）海灘。

我抱著一棵椰子樹，看著太陽慢慢落下，用美麗的粉紅、橙色和紅色照亮天空，我的兒子在海裡玩耍，而我的助產師則維持著空間，靜靜地唱誦和祈禱。太陽落下後，我的宮縮加劇了，我知道是時候進入溫水中了。到家時，我唯一能想到的就是爬進溫暖的浴缸。我搖搖晃晃地爬上樓梯，直接爬進了浴缸。

哇，此時的生產變得異常激烈，我一直在唱誦，移動我的身體，並意識到這次生產與我的第一次生產有多麼不同，這些時刻感覺比第一次生產要重要得多。幾分鐘後，好像我的身體就要讓她出來，我能做的只有呼吸。這太不可思議了，而且發生得如此之快，我知道寶寶的頭自己滑出來了，我用手摸了一下頭，然後問助產師寶寶頭是否已經出來了。

在下一次宮縮時，晚上八點十七分，她的身體衝進充滿雞蛋花的溫暖浴缸中，她被輕輕地放在我的胸前。我感到非常幸運，我的兒子 Kaden 也參與了這個令人難以置信的誕生之旅中。我記得聽到兒子的聲音說：「寶貝」，然後問他是否可以和我們一起爬進浴缸。

那天晚上，我們和寶寶都安靜地睡了整夜，在平靜、愛和喜悅中，知道一切都是神聖的安排。海豚在我懷孕期間確實與我同在，在我生產時，我帶著所有牠們賦予的能量。

我非常感激我記錄了我們的經歷，並製作了一部三十五分鐘的紀錄片，名爲《海豚～游入生命》（*Naiya: Journey Into Life*），可以在 YouTube 上觀看。這部影片觸動了成千上萬人，它成爲女性對自己的直覺說「Yes」，並且選擇更自然、更順勢生產的催化劑。

瑞士媽媽 Aline 與義大利爸爸 Angelo 的英雄之路

瑞士媽媽 Aline 回應了海豚在她孕期時的呼喚，找到我的網站與我聯繫。她告訴我她夢寐以求的生產願景，也爲我買了機票到瑞士。爲她與其他的孕媽咪進行爲期一周的生育僻靜營。這個生育營是爲了準備理想的生產而設計，她們經歷了身體、內在和心靈上強大的轉化歷程。

Aline 帶著很大的產傷，這個創傷是源自於自己被生下來時，媽媽在非自願、非必要的狀態下被送去剖腹，原因是醫生有自己的時間安排而不願等待。談到這件事，她爸訴說著他眼睜睜看著老婆被送走時，那種不知所措與無能爲力的傷心，她和媽媽都流下眼淚。

這顯現出在醫療體制下，產家的選擇和自主權被忽視的無奈。我們邀請他的爸媽來到孕婦祈福儀式（Blessing Way）中，讓他們有機會療癒這個創傷，也讓 Aline 帶著祝福和信心去經歷自己的生產。

但在孕期的最後，原本計畫好要讓助產師接生的居家生產遇到了很大的波折，因爲寶寶的胎位不正，沒有助產師願意爲她接生。臀位自然產對她們來說太危險了，尤其是沒有受過臀位產相關訓練的助產師，不願意去承擔風險。

她選擇相信自己的身體和本能智慧，沒有讓醫院決定她的生產。她深深知道曾經發生在她母親身上的事，以及把力量交給醫療爲她們家人帶來的創傷和痛苦。她決定追隨自己的願望，向世界展示了生產之路是如何賦予女人力量。

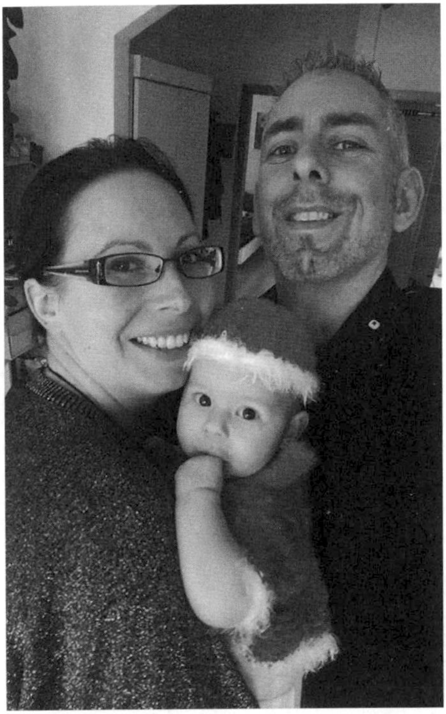

她最後決定自己在家自主生產，老公接生。她認爲生產本來就是家庭的事，應該要把整件事交還給家庭，他們願意承擔所有的風險和責任。

她開始自學所有自主居家生產的準備事項，也向我和我的夏威夷生產團隊請教一些知識和技術，我們也請在夏威夷臀位自主生產的媽媽 Tasha 做一些經驗分享，讓她感受到支持和信心。

我欽佩 Aline 在感到非常孤獨的時候能充滿勇氣尋找支持，因爲她的視野對於她周圍的人來說似乎太遙不可及了。但有時候，奇蹟的發生就是要在全然相信的高度信心中，才有發生的可能。

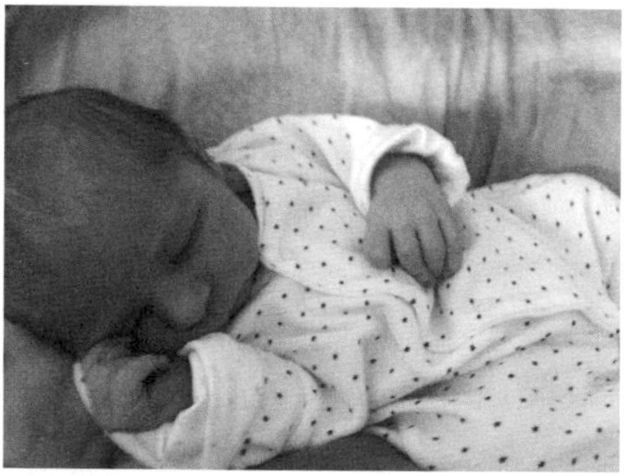

最後，他們在自家浴缸的水中迎接了寶寶，老公體驗了接生寶寶那種不可思議的感動。產前，所有的親友都覺得他們瘋了，怎麼敢做這麼危險的事。產後，他們成爲了整個鎮上的傳奇人物！

她的故事深深地打動了我。她創造了美麗而傳奇的臀位自主自然生產，在他們甜蜜的家中並受到她伴侶的擁抱和歡迎。

我很感激能夠參與她的生育路程，並在她的願景中支持她，尤其是當她最絕望、被整個世界背棄的時候。她需要的只是一個簡單的訊息：「你可以的！相信母體的強大！」

對我來說，最大的成就感在於讓媽媽們因爲生產的歷練與挑戰，看見自己的力量，喚醒自己原本就有的天賦潛能。我可以很驕傲地說：「你做到了！」

以下是 Aline 的自述生產歷程：

我看過一個女人在沒有疼痛的情況下與海豚一起生產的影片，我很驚訝！我堅信人類與海豚之間存在連結，海豚的意識比人類更高，牠們知道如何給予愛。所以我開始在網路上搜索海豚和懷孕的訊息，我找到了 Allison 的網站。

然後我與 Allison 取得了聯繫，我有興趣參加她在埃及辦的海豚僻靜營。但後來她告訴我，我們可以直接在歐洲見面，我向她提出來瑞士，她接受了！我很高興。所以我通過 Allison 開始了我與海豚的關係。

我周圍的人都在說我瘋了，在沒有助產士的情況下居家生產，但我確定我可以！因爲我知道一個有準備的女人是多麼堅強！我的生活經歷告訴我，我很堅強。

我的預產期是九月五日。早上開始有感覺，宮縮很溫和，然後我在下午八點四十五分破水，眞正的產程開始了，我的宮縮很強烈但可以接受，然後我們搬到浴室，Angelo 放了一些蠟燭，營造出寧靜的氛圍，我一直待在那裡直到生產。我在幾個位置移動，以找到對我有好處的位置。一次坐著，一次站起來，一次跪著。

最後我害怕推，因爲我的寶寶是臀位，有人告訴我必須等待產道全開的最大擴張，所以我沒有推。我躺在浴缸裡，宮縮有一度慢下來了，我有點害怕，我一直在等待宮縮來，我知道不必推，只需放鬆並讓它發生，但是什麼也沒發生。所以我決定隨著下一次宮縮的到來，我會盡我所能。每次宮縮時，Angelo 都會幫我按摩背部和穴位，幫助很大！我現在感到產道的壓力很大，但我覺得她不能在這個位置等待，我想讓她能夠很有力量地誕生！

我自己內診，我摸到我寶寶的底部（太高興了！）我知道她就快出來了，所以這次我不得不開始推。我站起來，把手臂放在 Angelo 的肩膀上，推了三、四次，她就滑出來了。首先是腿，然後是一隻手臂的身體，然後是第二隻手臂向上的頭部。她開始哭！我抱著她在浴室裡躺了一會兒。

然後她和 Angelo 四目交接，眞是驚人的時刻！

她出生於凌晨一點五十分（當我們進行觀想生產畫面以及預寫生產故事時，我和 Allison 一起寫了五個小時的有效宮縮，這眞的發生了！）

有人說我們是勇敢的英雄，也有人說我們很瘋狂，但我不在乎，我知道這是我爲我、爲寶寶和爲宇宙所做的最好的事情，要自信和堅強，讓所有的恐懼釋放……希望事物和意識能盡快改變，更加開放……

海豚的能量在我生產前就在我身邊，爲我帶來強大的力量和自信，因爲我和海豚做了一些冥想，我也與海豚和 Angelo 一起拍了漂亮的照片。我做了很多祈禱，我想我與神和天使有聯繫。

我很高興能與海豚建立這種聯繫，因爲它使我走上了Allison和其他女性的道路，她們在臀位生產方面幫助了我很多，並繼續追隨我在家裡生產的夢想。他們給了我很多力量、愛、自信和建議，我很感激！也很支持！

我喜歡海豚，我知道牠們非常聰明，牠們啓發人類去學習與愛、喜悅和幸福連結，活得更有覺知！如果遇到孕婦，牠們會優先與她們聯繫，因爲牠們能感覺到這是將牠們的愛和幸福傳遞給人類的重要機會！

啊哈！我太高興了，Allison太棒了！再次感謝大家的支持和厚愛！希望未來所有的女性都能擁有自己的夢想！

這個週末是Angelo的生日，我們邀請了六十人一起慶祝。我們談到了Allison，她眞是太棒了！爲我帶來巨大的幫助和支持！

香港海豚流浪父母

香港爸爸謙和媽媽欣曾經多年旅遊世界多國，當他們懷孕的時候，找到了海豚之道英文網站，並開始與我討論在夏威夷讓寶寶濬與海豚相遇、誕生的計畫。因爲他們旅遊世界的生命歷程和理念與我們很相似，像是遇見知己，我開心地引領、陪伴他們的海豚生產之旅。

以下是謙自述的生產故事：

在我們環遊世界的旅途中，欣和我有好幾次在世界不同的地方見到鯨豚，例如尚吉巴、阿根廷、波斯灣等。當我們知道有機會在野外見到牠們時，就會跟隨著。有一個原則是不參觀動物園，我們不參觀圈養的鯨豚動物。當我看到牠們時，我感到一種強烈的對存在的依附感和靈魂的連

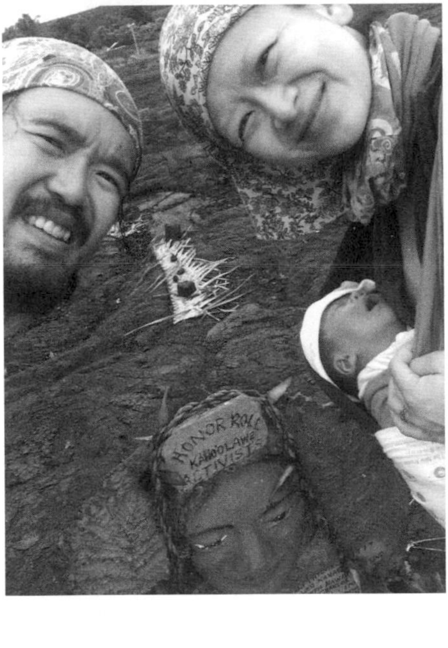

結。我敢肯定，在我看到牠們之前，牠們就感覺到我的存在。

在我們知道懷孕後，我們的旅程改變方向，朝向黑海並沿著土耳其海岸前進，我們覺得那裡應該有海豚。雖然我們還沒有見過，但我覺得寶寶不知何故發出了一個訊息，他喜歡那裡的生物。在這段旅程中，他一直很平靜，而在那段時間裡，欣有了在網路上尋找海豚生產的直覺，我們就跟隨這個呼喚。

不僅是濬出生的那一刻，而是從黑海到亞美尼亞、喬治亞和伊朗的整個旅程，在那裡我們遇到了好人。經過香港時，我們告別了家人並決定去夏威夷生產，來自海豚的能量與日俱增，讓我們勇敢地做出決定。

在香港，我們大可像大多數人一樣用「簡單」的方法去醫院生產，而不是計畫海外生產。然而，我們（包括濬）在香港感覺不對，鋼筋水泥、不人道的環境阻礙了人與自然的關係，而夏威夷似乎是唯一的出路。我們熱愛海洋，對自然感謙卑。從所謂醫學科技發達的時代起，這也只是兩個世代而已，生孩子這再自然不過的過程成爲了一個要到醫院處理的「身體病況」(Medical condition)。

醫院是一個治療病人的地方，更充滿病菌——但是懷孕絕對不是病呀！有定期檢查、作息定時、適量運動、飲食均衡、營養充足、身體狀況正常，生小孩又何須藥物的控制呢?聽過、讀過一些美好的生育經驗，可以是gentle natural birth，甚至是orgasmic birth，重點是讓由愛製造的寶寶以同樣的方式出生。

海豚的能量絕對對生產有幫助，尤其是海豚在我們身上留下的和平與平靜的印記。很高興與海豚之道建立聯繫，被召喚與提倡海豚生產的人一起工作。這些與海豚有連結的人熱情好客、不帶偏見、平和且樂於助人。她分享海豚體驗，即使只是聽聲音也能讓我們恢復活力，當然這也有助於我們了解何時何地拜訪海豚、聯絡助產師、交通和住宿等資訊。

產前兩個月，我們來到大島和海豚一起游泳，我們覺得有了與牠們同步的能量和節奏。海豚們常常游得很近來和我們一起玩。他們是如此專注和有意識，我們從牠們的生活中學到了很多。在他們沒有來海灣的日子裡，即使我沒有看到牠們，我仍然在某個地方感覺到牠們。當牠們和我一起在水中時，我覺得我對牠們敞開心扉，牠們知道我的情緒、心跳、呼吸和脈搏。即使牠們不在我的視覺空間中，我也能感覺到牠們在我身後。

當看到海豚時，即使只是在玩耍，我們也覺得牠們在我們身上烙下了平和、正向的印記，這樣正向的信念在我們生寶寶濬的過程中很重要。他在水中、居家環境中，以自然生產爲導向的助產師幫助下平和地來到這個世界。整個過程很順利、平靜，也充滿了愛。我們相信我們的海豚朋友在產程中爲我們祝福。

我覺得只要相信女性天賦的生育能力，有充足的產前準備，就算是第一胎，也能面對這場自然生產馬拉松。因爲害怕代代相傳那痛不欲生的感觀，寧願與身體的感受分割，沒有醫院的生產過程必然會危險嗎？千萬年來的女性也有自然生產的能力，到了我們這一代突然消失了嗎？

法英澳的親密育兒大蛻變

二〇二〇年，我懷著身孕回台照顧病危的爸爸，因爲疫情整個世界大變天，我只能留在娘家計畫生產。雖然我已在居家生產領域工作多年，家人似乎還是無法接受這件事。媽媽對我說：「你要生的時候，我就叫計程車，把你送到醫院去！」我立刻知道我無法得到我需要的支持，應該要搬出去。

小玫是我十幾年的好朋友，她的父母是英國人，從小在法國長大。十幾年前，她曾經在台灣住過一段時間，那時我們是中英法文的語言交換夥伴。我們非常投緣，常常一起游泳、畫畫、談論閨密的話題。之後的幾年，我們也在英國、西班牙、都蘭、澎湖等世界各地繼續保持聯繫，變成親密的好朋友。

她接下了在高雄的工作，也同時懷孕了。他和澳洲老公一知道我面臨的困境，立刻邀請我過去他家住，也讓我知道他們很願意幫助我的生產計畫。

我深知小玫對生育這件事懷抱著很深的厭惡和恐懼，加上十幾年的憂鬱病史，這不是很容易逆轉的情形，只能讓這件棘手的事情順勢發生。幾乎每週跑醫院的她對醫療的依賴很重，她一開始就確定自己會在醫院生，也知道會需要使用到無痛分娩以及所有的醫療介入。雖然我的生育選擇跟她截然不同，但我尊重她的所有情緒和決定，他們也全然支持我的選擇。我珍視我們的友情，我們對彼此選擇的不同沒有任何批判或評論。

我在產前一週搬進他們在澄清湖的家，他們一週後看著我快速地在家接生了自己的寶寶。親眼見到整個居家生產的過程，對他們產生了巨大的震撼。懷孕三十三週的小玫和老公謹慎討論過後改變心意，臨時決定要找助產師並規畫居家生產。

我當然樂見其成，這個轉變其實需要許多的心理建設，也要讓怕痛的她知道居家生產是無法打無痛的。因爲她接受了正向生產的訓練，也瞭解了許多重要觀念，製作了愛的願景板和練習如何運用正向信念和技巧來幫助度過產程。

過了預產期十天，我們一起刺繡，一起耐心等待，寶寶瓜熟蒂落的時間到了，他們順

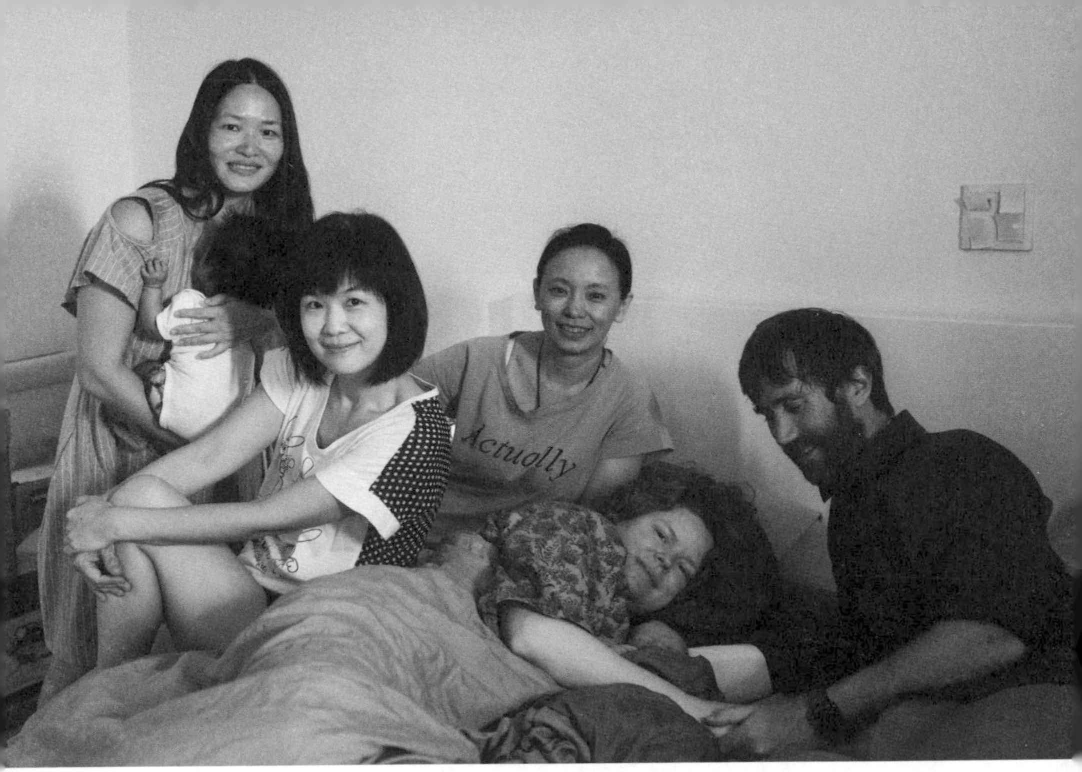

利地在水中迎來期待已久的寶寶。

寶寶三個月大時，他們全家搬到瑞士，小玫不時地跟我分享她的親密育兒理念以及她有多愛哺乳，與產前厭惡懷孕生產的她，成了強烈的對比，我也好榮幸能陪伴她度過這個強大的轉化。我常常在想，如果小玫沒有改變她對生育的信念，她今天就無法享受這樣充滿母愛的育兒歷程。

小玫的媽媽在法國當護理師，因爲她當年生產女兒時沒有辦法得到這樣溫柔生產經歷而留下遺憾。同時她對於女兒能夠在台灣還能擁有水中生產的機會，表示很深的感謝。

以下是小玫自述的生產故事：

在我二十多歲的大部分時間裡，我不想要孩子。我討厭懷孕的想法，分娩似乎很可怕。當我終於準備好要一個孩子時，我認爲應該不會像我想像的那麼糟糕。但在我懷孕的那一刻，情況比我想像的還要糟糕！我整個孕期都感到噁心、沮喪和痛苦，我根本沒有和我的孩子建立聯繫，我甚至不喜歡他在我體內移動的感覺。當我參加產前班並了解無痛分娩的工作原理，以及「生產路徑」上的各種醫院程序和做法時，我更加害怕了。

在我懷孕七個月的時候，我完全否認了生產這件事，因爲除了可怕的經歷，我無法想像生產還能是怎樣。我甚至不再想要我的寶寶了，在極少數情況下，我想到他的到來經常會有非常消極的想法，甚至說可怕的話。

當我的好朋友 Allison 搬來時，發生了重大變化，我目睹了她如何準備好自己的空間來迎接寶寶。最後，我覺得我想向她學習，部分原因是我知道我想成爲一個好媽媽，即使我正在爲懷孕而苦苦掙扎。我們一起做練習也參加了催眠課程——將我的情緒連結從負面重新編程爲正向。

我了解了溫柔生產，並學習生產的科學和機制。我決定嘗試居家生產，這樣我就可以在一個安全、舒適的空間擁有完整的生產團隊：我的丈夫、我最親密的朋友、兩名助產士和一個生產池，我開始感到相當平靜和準備。

儘管如此，我並不急著生孩子——儘管我直到將近四十二週才開始生產，但我從不急著要見到我的寶寶。我在二十五小時的產程後不顧一切地想把寶寶產出！當我的寶寶終於出生時，我的本能更像動物：強烈地保護我的後代，但不像其他母親經歷的情感連結。事實上，我經歷了好幾個月的產前和產後憂鬱症，花了很長時間才愛上我的小男孩——這讓我現在很難過，因爲我如此拚命地愛他，我希望我能回到過去愛他，從受孕的那一刻起就開始！

但有一件事對我來說非常清楚，如果我沒有正向的生產經歷——對人體如何生產嬰兒的深刻理解——我會受到極大的創傷，並且需要更長的時間才能與我的寶寶建立聯繫。我總是處於控制中，雖然我不能說沒有止痛藥的生產很有趣，但我感到很幸運，我不必從額外的醫療干預中恢復過來，例如硬膜外麻醉、引產、會陰切開術或我的醫生用眞空或產鉗、外力將嬰兒拉出。因爲沒有併發症，我們能夠慢慢來，我們讓我的身體和寶寶帶領，避免醫務人員在醫院環境中試圖匆忙行事時可能發生的任何陷阱。生產從被動的手術取出過程，化爲我被引導但仍然對我的身體有感知的過程。

我的寶寶在家裡出生，立即和我一起躺在床上進行肌膚接觸，幾天幾夜的情緒混亂與身體變化混合在一起。當我和寶寶學會愛時，母乳餵養初期的痛苦最終化爲幸福的催產素，慢慢建立了我們現在共享的美好連結。聽起來很俗氣，但我很感激我有最後一刻的機會了解生產的奇蹟，並克服我懷孕時的憤世嫉俗、憤怒和恐懼。

美人魚寶寶快游入人間

美人魚媽媽常來參加海豚之道分享會和課程，因爲她和老公都在夏威夷住過一陣子，

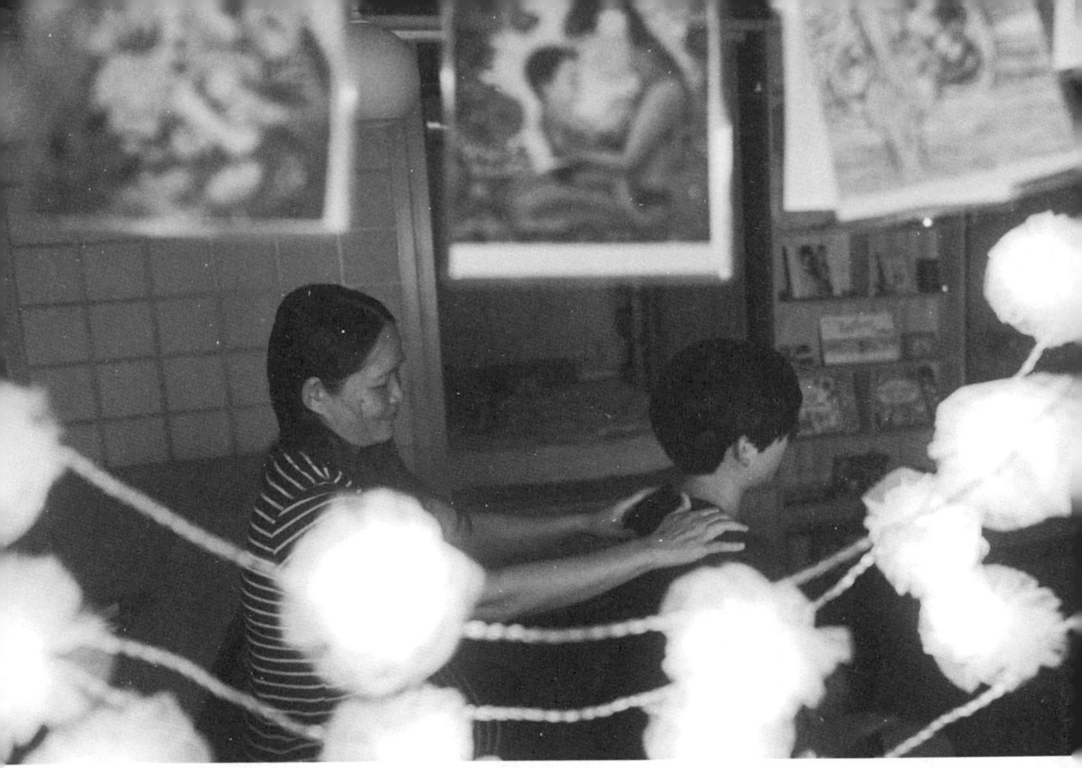

讓我們有了許多共同話題。我常常從他們身上感覺到滿滿的正向能量！在一次培訓的課程中，我和香港的學員同時都覺得這位媽媽太美了，所以我們稱她為美人魚媽媽。

很驚喜地發現我們同時都在二〇二〇年迎接寶寶。他們提出希望我可以陪產時，我順應自然的流動，也剛好搬到新竹服務這裡的新手爸媽。能夠常常與他們聚聚，許多觀念的契合讓我們成為很好的朋友。他們做了非常多的準備，也參加許多不同的生產課程，極度細心地規畫每一個生產細節，可為史上最完美的產家！

記得一次的家訪中，我們討論到對生產的看法，我也分享了我自己的在台灣居家生產經驗。我提到生產其實可以是完全自然而且不痛苦的，甚至可以是充滿喜悅的。在台灣，常常發現沒有人願意相信我這樣的論點，大部分的人還是將焦點放在生產很痛、很危險。

當時神隊友爸爸跟我說他相信生產可以是無痛的，而且是用非常堅強的意念表達，我好感動！他們眞的懂我要傳達的意念！也因此我很堅決地相信他們一定可以擁有很美好的經歷。生產的信念只要是正

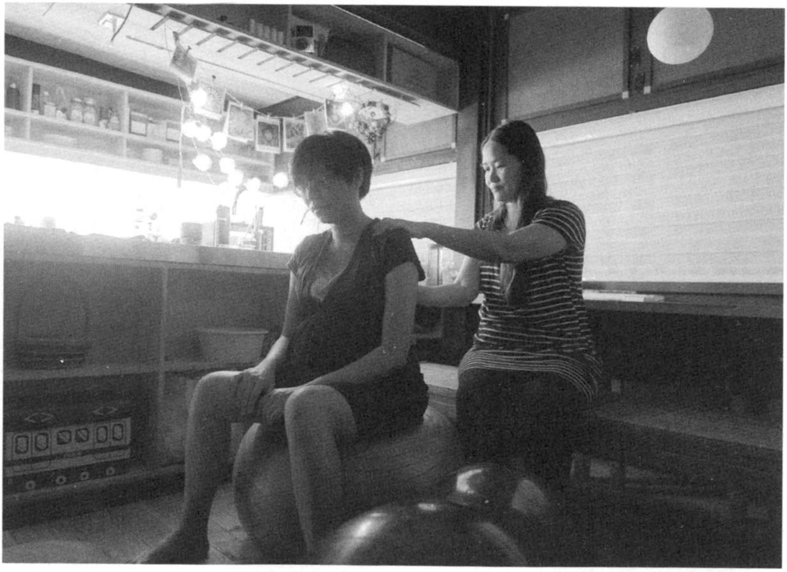

向且無庸置疑的，實際的經驗就會呼應這樣的心態和意念！

如果每一個產家都像他們一樣做足功課，生產一定會是非常美好的經驗！果然，他們的生產過程也呼應了他們的準備，一切都是理想狀態！

媽媽在產程中總是溫柔地微笑著，完全不像一般的產婦。直到最後強度增加、呼吸增長才知道原來快要生了，入水池幾分鐘後就快速、順利地生出包著羊膜的粉嫩寶寶，可謂美人魚寶寶快游入人間啊！

美人魚寶寶來到世界並沒有大哭，

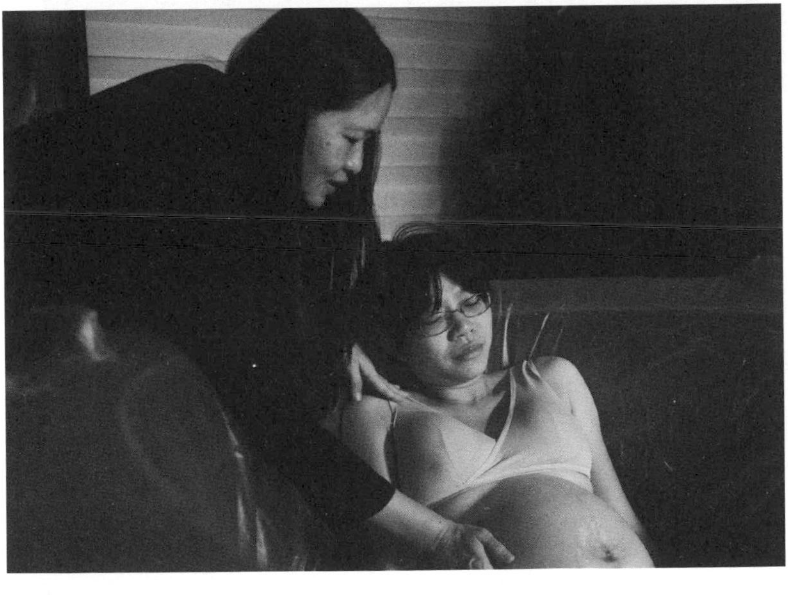

就只是平靜地在媽媽懷抱裡。催產素系統沒有被不必要的藥物破壞，催產素分泌可幫助止血，因此幾乎沒有出血，胎盤排出和哺乳都很順利！

媽媽在生完休息一下後就像日常一樣，可以自由走動，狀態非常好。這跟她第一胎在醫院的生產狀況不一樣，健康的她當時因爲沒有溫柔順勢生產的訊息和支持，不但產程不舒適（寶寶被眞空吸引、剪會陰等等），產後三天都坐輪椅。現在可以理解生產不是生病，一切順應自然的差別！

Consciousness makes your reality!

意識反映你的實際經歷！

美人魚媽媽的生產故事：

哇！我覺得這完全是一場不可思議的旅程，我知道這一切會很美好，但完全不知道結果會如此超乎我的想像。

正式接觸順勢生產，是前年年初我們在愷褘十個月大時參加了共學團，聽團員們分享的（第一次參加就跟了小旅行，誰都不認識就聊了順勢生產），當下就覺得這眞的是太棒了！我們的領隊之後舉辦了一場海豚生產的分享會，邀請郁汶分享她在夏威夷的生產經驗，我們深深地被吸引，一來是與我們緣分很深的夏威夷，二來是相信生命、相信母體的信念讓人很感動，於是我查了講師接下來的講座行程，報名了之後的課程。

海豚生產是將海豚的愛、積極、自由、快樂的能量聯繫起來，重新認識生產這件事，欲知詳情可追蹤「海豚之道」，雖然那時候還沒有懷孕，不過我和先生都確定如有下一胎，我們一定會選擇更溫柔的方式迎接我們的寶寶。

原本上完課的我們是眞的有認眞考慮要不要去夏威夷生產，當時連可能的花費都詢問了（差不多一次坐月子的費用），就知道我們有多麼熱愛夏威夷，但在自己家裡生產也是一件好美好的事情，這兩者間我們很游移不定。就在年初我們發現懷孕了，孕期在疫情期間讓我們完全不用猶豫，選擇了居家生產，於是開啓了居家生產的準備之旅！

我們向前輩朋友們請教了她們的經驗，加入相關社團、看了相關書籍、朋友還分享她的生產計畫書，我們同時也參與一些溫柔生產的講座。在知道有寶寶時，我和郁汶說我們有二寶了，這才發現她也有二寶了，好驚喜！屆時她剛好回台開工作坊，我們報名參加後，詢問她是否能成爲我們的導樂師呢？她一口就答應了，我們好開心啊！

在這過程中，重新認眞思考自己對於生產所有相關的恐懼與焦慮，也去了解自己在孕期及生產當下期待得到的需求與支持有哪些。面對生產的正向態度並非假裝什麼問題都沒有的假勇，眞正的正向是眞切了解自己的恐懼與需求後，一一去面對、深入了解後的無懼。

我們按時地產檢，確定自己是低風險的產家，也開始尋覓與自己有緣的助產師，也寫了生產計畫書，將自己的需求與各種可能性都納入計畫書中（當然包括如果遇到突發狀況需要的後送醫院），每一個選擇都要爲自己負責，生產不是醫生或醫療人員的責任，我們才最最最是生產這件事的主體，每一個選擇都跟自己息息相關。

生產是一件讓人期盼但無法掌控的事情，每個人、每一胎都不一樣，所以需要有更多的彈性去面對，眞的就像是參加一場探險旅程一樣—順勢而下。輕鬆、放鬆、有彈性，相信自己準備好了！旅程到底會如何展開呢？不知道！去享受就對了。

我的生產故事超乎我的想像，在孕期三十八週時，我們完成在台北需要完成的事項，準備三十八週到四十二週都留在新竹待產不再移動。週二從台北下新竹享受了一次產前的 LOMI LOMI 孕婦按摩後，快樂地和郁汶一起共度了晚餐時光，回家後把生產當天想送的小禮物完成、家裡佈置了一下、把從台北帶回來的東西歸位，當天特別地放鬆、好睡。

隔天清晨開始了不規律的子宮收縮，想著會是今天嗎？就算不是今天也是這幾天了！起床後我們刮了家裡的玻璃、洗了床單毛巾、吸了地板、擦了櫃子，把家裡打掃了一輪，再出去採買食材，一直到晚上宮縮沒有停但也不規律，不過強度有逐漸增加，郁汶決定先來我們家住一晚。

晚上九點多宮縮還是沒有規律，但直覺告訴我們今晚寶寶就要出生了，郁汶陪伴我們佈置家裡，元豐準備水池、掛小夜燈，郁汶點了燭光、幫我按摩，我們過程中一邊閒聊，我一邊抽空紀錄著每次浪潮的漲退，我們還一起到屋外看星星，當晚的星星好多好漂亮，我將最新的宮縮紀錄傳給助產師後，她決定準備出發來我們家，元豐開始做妹妹的生日蛋糕，我則先陪愷禕去睡覺。

十一點多助產師到家裡了，內診後說只有開兩公分，要大家把握時間休息，於是接近十二點所有人躺平休息，我心裡想「哇！兩公分～糟糕是不是太早請大家來了」。

躺在床上，聞著香蕉蛋糕香噴噴的味道，「叮～」烤好了！愷甯彷彿是在等待最佳的時刻前來，在我們完成產前所有事項後，我的浪潮也開始逐漸增強、越來越密集，元豐是很棒的陪產員，躺著時抱著他度過每次的宮縮。後來我感覺一直躺著太不舒服了，再變成坐著，元豐則成爲椅背抱著我提醒呼吸。大約一點多我決定出房門坐生產球舒緩浪潮的來襲，郁汶問我有需要按摩嗎？但比起按摩我更想要入水池，於是開始放水。

助產師也馬上起來看看我的狀況，「哇！是搭雲霄飛車來的！」立刻說可以入水了，浪潮越來越強烈、密集，元豐陪伴我一起入水，提醒我呼吸，郁汶在浪潮間幫我補充水分，助產師則在旁一直鼓勵我，我感覺自己一直被大家支持著，所有人都在爲我打氣，所有人都相信我可以！這與我之前在醫院生產是完全不同的感受，所有人都讓我放輕鬆，沒有人會催促我，一點也不用著急，就順著勢慢慢來，等待每次的宮縮讓寶寶又再前進一點點，我要做的就只有調節呼吸，放鬆～放鬆～放鬆。

助產師說：「看到寶寶的頭了，還包著羊膜呢！」她讓我摸摸會陰，已經可以摸到寶寶的頭了，我覺得很驚喜！因爲早在生產前，我已經不止一次覺得這個寶寶會包著羊膜出來，一直有這個畫面在腦海浮現，沒有想到會眞實發生！

入水二十幾分鐘後，我和元豐就一起將寶寶抱出水面，兩點多寶寶出生了！寶寶出生時包著羊膜，臍帶繞頸一圈但沒有影響，到我胸口時寶寶臉色紅潤、膚色粉嫩，沒有大哭，小小唉了一聲後就平靜安穩地躺在我懷裡，助產師讓我再多停留在水中等待娩出胎盤，過了一陣子決定出水生胎盤，我越過水池踏上小板凳下了地面來到床邊，助產師幫忙按摩，不一會兒的功夫胎盤就娩出了。

助產師仔細地看看是否有撕裂傷或破皮，我成功了！會陰沒有撕裂傷！不過有點破皮，助產師幫我將破皮的地方縫合，接著幫寶寶做了理學檢查、胎盤拓印、蓮花生。這一路從水池再到床上，愷甯都一直趴在我的胸口，她有著滿滿的安全感，尋乳也超順利，沒有遇到之前寶寶不會喝奶的狀況（助產師三天後來訪視時，寶寶的體重沒有減少反而還增加了，一般來說會有生理性脫水，妹妹吃得很好呢）。延後斷臍能讓胎盤、臍帶的養分充分地回流到寶寶身上，產後寶寶的臉色一直保持粉嫩紅潤。

完成所有產後護理後，時間來到了凌晨四點多，最重要的就是產婦要順利排尿大家才能安心回家，大家扶起躺在床上的我，我一心想著要去廁所解尿了，坐起後就直接站起來走向廁所，全部的人都愣住了，大家來不及攙扶，我已經到廁所了，完全不像是剛剛生產完的產婦。助產師說眞的生得很好，整個產程幾乎沒有什麼出血，她說：「是你們自己一起生的喔，我完全沒有幫忙協助，你們太棒了！」

最後整理時，產池就像是泳池一樣清澈，在裡面找到愷甯潔白透徹的羊膜，助產師說這可以敷臉，哈哈哈~我之後再來試試看。這次生產經驗眞的是太美好了！

愷甯在我們都準備好的時候來報到，感謝我是低風險的媽媽，讓我能在家裡最放鬆的環境、有一群信任團隊的支持下順利生產。

滿滿的催產素，讓我產前還能優雅自在地聊天布置，產後的恢復也超乎想像的好。溫柔生產的寶寶安穩、平靜，我們沒有用包巾寶寶也很好睡，除了換尿布、喝奶尋乳、需要拍嗝外，其餘時間都平靜地睡著，讓我有更多時間陪伴大寶及自己適應新生活。

這趟旅程眞的太神奇了！

南非——生產神轉彎

第一次和在台灣教書的南非人 Michelle 相見時，她很高興地表示，曾經在許多醫院尋找溫柔生產的模式，很挫折地發現都沒有可能性。聽到我在國外服務多年，了解這個專業的模式，幾乎沒有看合約就要簽了！他們一直說很難得可以找得到這樣的陪產服務，言語之中充滿感謝！

Michelle 有上催眠生產的課程，在產前教育上課時表示很想要居家生產，但是老公不太支持，雙方妥協的模式就是找到有溫柔順勢生產的醫院，在醫院生產。

當 Michelle 足月的時候，剛好遇到台灣疫情大爆發的時間，醫院提高了限制，通知無法讓我進去，也因爲疫情的關係較爲緊張，只能以制式化模式進行，沒有溫柔生產的彈性空間。

這個消息對於即將生產，已經掉了子宮頸黏液塞的媽媽來說是很大的打擊。我立刻到她家安撫她的情緒，也提供另一個選擇，就是轉爲居家生產。當下媽媽感到非常高興，因

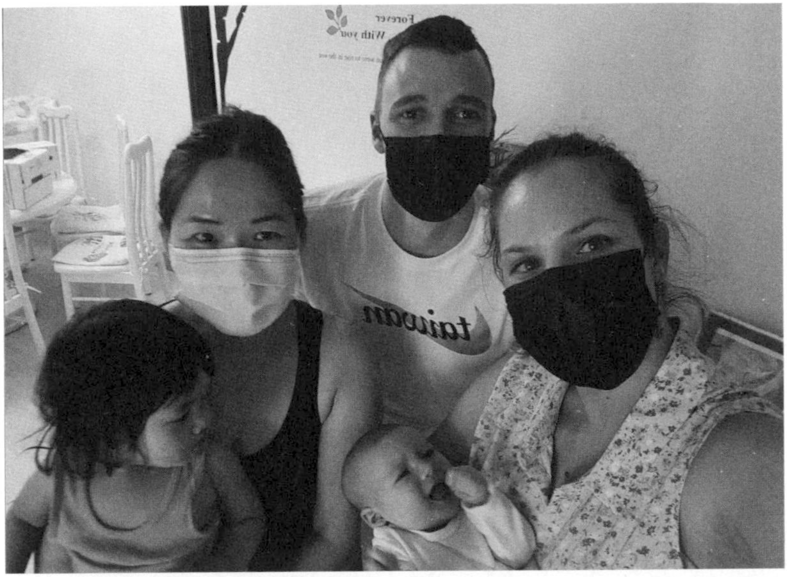

為她一直以來就是想要居家生產，但因為老公害怕的關係而沒有辦法實現。

她非常緊張地打電話給正在工作的老公，跟他說明現在的狀況，但是老公有很大的恐懼，一開始不太能接受。我鼓勵她傾聽老公的不安，才知道老公在出生時，被媽媽生出來一半，卻被卡住，但那時候媽媽因為綁著胎心音也沒有辦法移動給予空間讓他出來。所以，他被推回去，最後以手術方式剖腹生產。這樣的生產經歷對老公和婆婆來說都是很大的創傷，讓他無法相信可以順產。他一直問我們，如果寶寶生產的時候卡在那邊怎麼辦，我們釐清了這些疑問，也慢慢地釋放他的不安、焦慮感。

事後他們也跟婆婆聯絡，她認爲如果自己在產程中可以不被限制在床上，可以自由更換生產姿勢的話，也許就不會是困難的生產過程，她也表示支持居家的決定。

生產計畫因爲疫情出現了大轉彎，產婦非常高興，有一種「塞翁失馬，焉知非福」的感覺！接下來就是趕快準備居家生產的東西，我也趕快把水池送了過來。

三十九週＋三天的那天早上，有落紅和一些宮縮。我和助產師立刻出動，但是經過內診發現產程還沒有開始，助產師看了媽媽手冊，發現她似乎有高血壓的狀態。助產師看起來有一點擔心，一直說宮縮時還會再飆高，如果到150就要去醫院生，言語之間好像有點後悔接了風險高的產家。

媽媽也非常擔心，但是我們的經驗是，如果媽媽保持在催眠生產的狀態，腦波狀態是低的，也可以幫助血壓降下來。在四十週＋三天的那天凌晨，產程眞正啓動了。因爲媽媽很放鬆，也非常快速就全開了。

當她開始緊張，一直問我要不要去醫院的時候，我們一直以催眠生產的音檔讓她放鬆，讓她一直專注呼吸，她也就能夠繼續地放鬆，撐到最後。因爲冥想狀態的腦波低，讓她的血壓一直都保持穩定的狀態，因此也不需要送醫院。

寶寶將近四公斤，全開之後花了將近八小時的時間才把寶寶生出來。感恩玉惠和郁晴助產師的細心和耐心，穿著不透風的防護隔離衣，整天滿頭大汗的工作，深感敬佩。

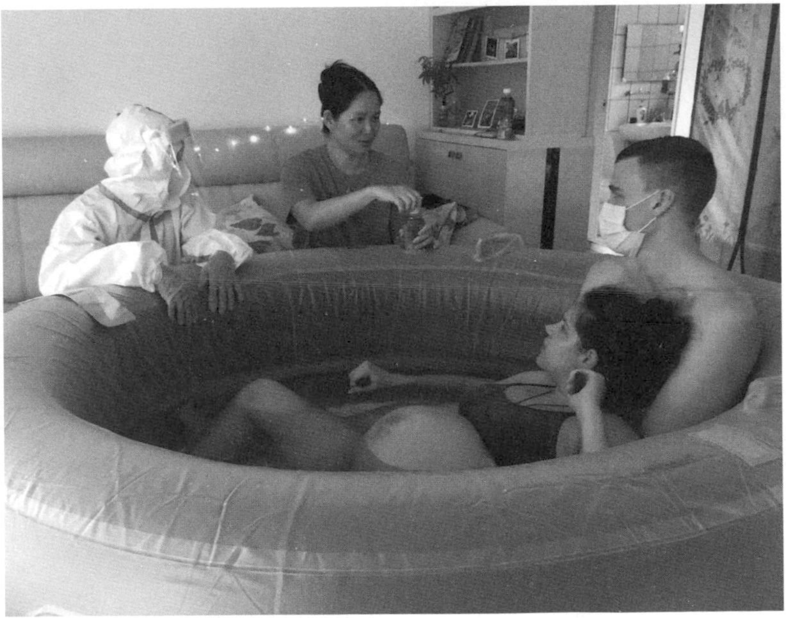

Michelle的回饋：

非常感謝讓我們的寶寶如此成功地出生，一切平靜和舒適，你們都很棒！在整個體驗中我們感到非常安全和有保護。你們把過程變成正向而難忘的生產故事。我很感激我找到了你，讓我的生產是正向、快樂的！尤其是在台灣，這樣的事情很少見！

台荷的巨大驚喜

J在懷孕大約三個月時聯繫了我。他和荷蘭老公在夏威夷結婚，我們與夏威夷有共同的連結，所以第一次通話就一拍即合。她的智慧、決心和正向態度令人驚嘆！

儘管她在懷孕中期經歷了一段艱難的時期，好幾個月需要臥床休息，但她仍然藉由線上課程和國際支持圈積極學習。隨著她接受更多教育和準備，我見證她將懷疑和擔憂轉化爲深深的信任，進而從原本的醫院生產轉變成居家生產的決定。

她是我見過準備最充分的媽媽，她處理家庭阻力的方式很聰明。她邀請父母參加我的產前課程，我很幸運能夠見到她的父母，這讓他們對居家生產和以溫和的方式歡迎嬰兒進入生活有了新的認識。因爲有更多了解，他們支持她的選擇，而不是給她壓力和恐懼。我看過許多產婦受到家庭成員的干涉和壓迫，讓即將生產的媽媽壓力很大。很高興她得到全家人的支持，穩定了她的能量。

她的生產就像夢一樣，精美用心佈置的感覺牆、香氛、音樂，讓我們都沉浸在催產素的幸福感中。儘管產程啓動需要一些時間，但她仍然保持正向態度，並取得了巨大的回饋。寶

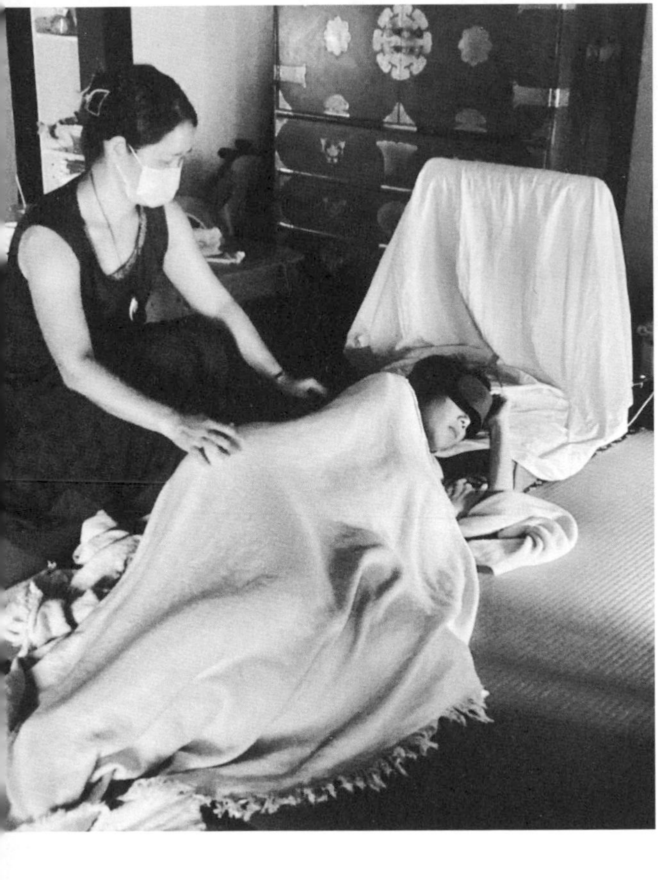

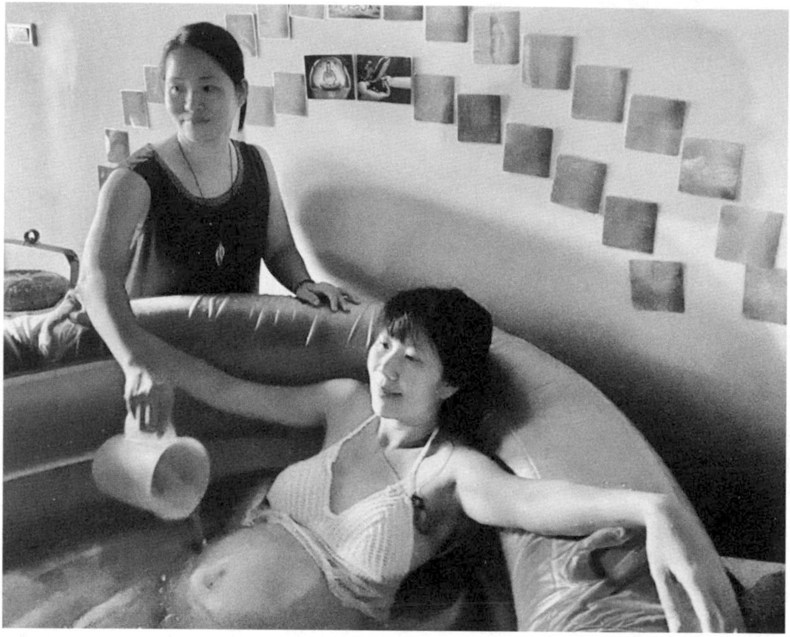

寶K處於理想的胎位，一旦開始產程的活躍期，這個過程就穩定而快速。

在產程最關鍵的時刻，她和老公一起唸祈禱文，他們的愛與信念如此感人，也產生強大的力量，深深地打動了天地，感覺天使就在身邊，並立即回應了他們的祈禱，讓寶寶平安、喜悅地降臨。

寶寶是個巨大的驚喜！重四千克，媽媽不用縫合。

令我印象深刻的是，即使最後強度變得非常強烈，她仍沒有表現出絕望的態度。她和老公在精神、信念和身體上都表現出百分之百的正能量、信心和力量，我很榮幸能見證這一場美麗的轉變！

J媽媽的生產故事：

接近生產倒數了，四十週十五天，我們好興奮。還記得上週寶寶已經在夢裡預告媽媽他周六就會準備好了喔！於是就在中秋連假開始的周六，產浪到來，準爸媽也心情輕鬆度過了這個週末，直到周二的中秋節當天，寶寶眞的來了！

這是一個滿月的日子，家裡很溫暖，燈光從窗外微微地透進來。寶寶在我的身體裡，我的子宮裡，羊水裡溫柔地律動著，像浪潮般的宮縮正在幫助寶寶離我們越來越近，我請寶寶跟著爸媽一起呼吸，讓他能緩緩下降，來——吸氣1，2，3，4，呼氣1，2，3，4，5，6，7，8。

我們在陸地上、在水中感受彼此的氣息與律動。第一次下水對我們來說是種釋放，讓我們全身肌肉都感到放鬆，就像在平靜的海裡漂浮著。爸爸也一起進入水中擁抱著我們，帶著我們一起呼吸，讓我們都能感受到他的溫暖以及力量。宮縮像浪潮般一陣陣地打在我們身上，我們依然緊緊擁抱彼此。我們很幸福，因爲這是一份這麼珍貴的禮物，我們等了十個月又五天，終於可以抱在懷中了！我知道我的子宮頸能像滿月一樣，開得又圓又大，讓寶寶能順勢來到這個世界。

第二次下水的感受更強烈了，浪潮更大，我們知道寶寶又更接近了，我們三人一起游著，我想像他跟爸爸一樣是很棒的衝浪高手，有爸爸帶領著我們，一切就是這麼地美好。我感覺到我的身體已經開始疲憊，但我要繼續放鬆地呼吸，長長的吸氣到20，再緩緩地呼氣，把能量遞送給寶寶，寶寶跟媽媽的身體一起努力，媽媽知道要好好放鬆寶寶就會自在地出來。爸爸環抱著媽媽，輕柔地親吻著媽媽，媽媽肩膀放鬆，額頭、眼瞼、下顎也全然放鬆。

我們努力了一段時間，就在最後一刻，我們決定交給上帝，透過禱告祈福與上帝的對話，讓我們充滿力量。再兩個呼吸，寶寶的頭在水裡探了出來，我們聽到了寶寶強而有力的啼哭。我們臣服於自己，也臣服上帝，相信宇宙會有最好的安排，讓寶寶用了最謙卑的方式來到爸爸媽媽身邊。

這是我們人生中最驚奇的一刻，我不僅感受到我手上的新生命，新爸爸和新媽媽也誕生了。我們很幸運選擇了合適的居家生產，對我們來說，寶寶的生產不但是一個無痛的過程，也十分療癒，我們選擇最自然的方式溫柔地迎接寶寶。四千克滿滿的愛，自然無傷口。相信自己、相信身體、相信本能、相信宇宙的力量會順勢開啓寶寶子宮外的生命旅程，生命初始於自然也必然會茁壯於自然——我們輕輕地給寶寶一個吻，一個擁抱，一聲Aloha，謝謝他豐富了我們的生命。

9

海豚意識人生哲學

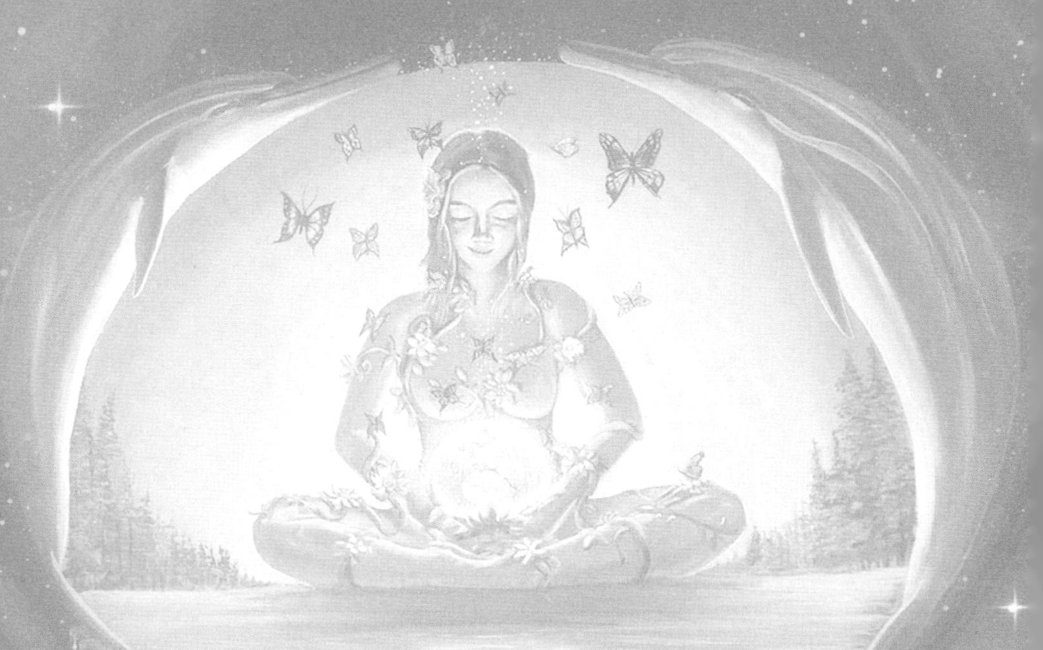

破繭與轉念

女人在一生中，會經歷三個能量轉換期——初經、生育和更年期。其中，最大的能量轉換期就是懷孕生產。這是一個將女人轉化成母親的過程。海豚正向生產很重要的一個課題，就是轉念。

Elena Tonetti-Vladimirova 在名爲《生產，我們本來就知道了》（*Birth as We Know it*）的電影中，清楚地解釋這一重要過程。她談到懷孕生產的過程就像毛毛蟲結了繭，經過一段時間的閉關、孵化，爲的是準備那最後掙扎、破繭而出的黃金一刻。毛毛蟲變成美麗的蝴蝶就像生產的轉化過程。

但是，若是一個好心人覺得毛毛蟲太可憐，還要承受破繭而出的歷練，就幫忙毛毛蟲把繭搓破，幫助牠出來，這樣的好心便是幫了倒忙。剖腹生產的過程就像毛毛蟲的自然歷程受到干擾，也就無法美麗地破繭而出。

爲了減輕疼痛或使產婦生產時更容易，諸如硬膜外麻醉（無痛分娩）、剖腹產或會陰切開術之類的任何不必要的醫療干預，都會干擾這種自然而神聖的生命轉變，這也是爲何許多產婦受到干擾而無法自然生產的原因。當然，也有些媽媽是需要醫療的幫助才能順產，這就不在此討論範圍內。

生產是一個神聖的轉換過程，如果沒有如毛毛蟲那脫繭而出的轉化（transformation），就會停留在不完全成熟的心靈狀態，無法擁有當媽媽的成熟度。有經歷過蛻變過程（metamorphosis）的女人，就會得到上天給予女人的自信能量，能夠處之泰然地面對所有生育遇到的困難和挑戰，並越戰越勇。寶寶出生的時候，媽媽需要經歷重要靈性的轉換，就如同浴火重生的鳳凰，轉變成爲神聖母親。

科技發達，爲了避免生產時的痛，最簡單的方法是使用無痛分娩。這過程讓孕婦在生產的過程中麻木不仁，小孩出生時渾然不知。這樣重要的蛻變過程被剝奪了，造成的不但是母體的自然運轉困難，更導致胎兒與媽媽連結失常的問題。隨之而來的是一連串的困難，譬如奶水不足，胎兒常生病，睡眠困難，經常無故大哭，以及常須看病等。

出生時的烙印

在我們能轉念之前，要先了解負面的想法如何影響生產。一般來說，我們被媒體和社會價值觀耳濡目染，產生對生產的負面想法。鮮少有人認爲生產是一件美好的事，許多人將它看成是是一個危險的、血淋淋的、痛苦的手術過程。

所有健康的動物，都可以自然生產，而且不需要經歷我們被灌輸的痛苦畫面。若我們能夠跳脫這樣的負面思維，把生產當作是上天給女人最寶貴的禮物。每一分每一秒的宮縮都是即將要迎接新生命的到來，如果孕婦把這個過程當作是一種正向體驗，寶寶出生時將會沉浸在愛與喜悅、平靜的感受。

孩子來到世界的第一刻會烙印對世界的觀感，這個烙印是人生的黃金點。在我們大腦的邊緣系統留下印記——「邊緣印記」（Limbit Imprint）。產前心理學領域的最新研究表明，我們出生模式的品質與我們生命模式和個性之間有直接關係（Elena Tonetti, 1995）。

邊緣印記影響寶寶的人生觀和性格，若在生產時第一個對世界的烙印，是掙扎、焦慮、害怕、恐懼與暴力，生命就會被這樣的負面能量包圍，會重複這樣的人生模式，進而造成家庭關係減弱、不信任感和仇恨感，長遠的影響成爲人類暴力的來源之一。

若生產的烙印，是愛與歡樂的感受氛圍，這樣的烙印會讓他一輩子充滿喜悅與愛，個性平靜、正向。常常我們發現以溫柔、尊重母嬰模式出生的寶寶，是非常好生、好養、好帶的，這也就是爲何我們如此重視寶寶是如何被生下來的這個過程。

現在的醫療發達，難產時可以有急救，新生兒存活的機率是有史以來最高的。現在我們關注的不是寶寶能不能安全出生，而是能不能好好地、備受尊重地，用溫柔呵護與愛的方式讓寶寶誕生。

靈魂和宇宙的交錯

與海豚一起游泳時，我經常感覺到溫暖的波浪，振動的頻率在我周圍。如電一樣的療癒能量沿著我的脊椎進入大腦，特別是當牠們發出聲納和超音波的時候！這樣的經歷深刻地改變了我！

科學家認爲，以能量和訊息的角度來看，海豚的超聲波具有相當的療癒潛力。臨床上，超聲波被用於促進癒合，診斷成像，以及破壞白內障、腎臟和膽結石。在歷史上，像是鼓、頌缽和誦經音樂已被用於促進健康。生理學上，我們現在知道這些聲音可以影響心率、呼吸、肌肉收縮、記憶和免疫功能。在能量方面，海豚超聲波的強度比醫療能夠提供的療癒還高。

此外，這種能量傳遞，通過水遞送到我們四分之三是水的身體，水的聲音傳遞效率是空氣的六十倍。流體對腦和脊髓有關鍵影響，腦脊液內的超聲共振特別重要。根據推測，海豚可以感測人類能量場的不平衡處，並用其超聲波與回音定位發射調整。海豚的強大能量可能引發人體電磁場中的適當改變，有助於身心的療癒。海豚的高頻率及正向能量是孕婦在生產過程最需要的能量。

但並非所有孕婦都能與海豚直接連結牠們的高能量。夏威夷與海豚生產的過程跟一般人想像的不一樣，我發現即使沒有實體和海豚接觸，只要能與這樣的能量連結，一樣可以有良好的生產經驗。

重要的是，能夠感受愛的召喚，連結正面的能量，海豚能量對很多人來說是一個良好的輔助工具。我多年來協助產婦生產的經驗，讓我瞭解到這也可以是超越形體的連結，一種靈性的連結。

生產是一個靈魂與宇宙交錯的點，是生死交界的關口，它的強大令人魂牽夢縈。

有些孕婦能夠在靈性上與海豚能量連結，被充滿愛的正向能量連結。這樣的轉化，讓她們不再懼怕生產的痛或危險，反而迎接正向能量的擁抱。在生產的過程中，會有乘風破浪的感受。我們不需去抵抗它，僅是與它同在，享受生產的順勢發生。

這樣的能量帶領我們放下身段去相信，臣服於至高無上的能量。孕婦若能放下控制、擔心與害怕，享受這個蛻變帶來的喜悅，生產會是一個改變人生的轉捩點。我的生產改變了我的人生，也激勵許多希望有不同生產經驗的媽媽們。

生產，沒有失敗

寶寶出生的那一刻，我經歷了一生中最喜悅的時刻。

但是，內心也有失望的聲音在向我尖叫著。「我沒有實現與海豚一起在海中生產的夢想！」

這種失敗的感覺使我很挫折，我想創造一個非凡而成功的故事。但沒有像預期一樣發生，讓我覺得一切都白費了，我以為我失敗了。

直到我回到台灣並開始與朋友談論這趟經歷時，我才發現自己經歷的所有跌宕起伏、挑戰、學習和得到的支持有多大的價值，我忽略自己在心靈、身體和情感上極高的振奮。一位親愛的朋友建議：「你應該把這個故事寫下來，你的經歷將為人們帶來啓發和鼓舞。」

一開始，我不太確定是否要寫這本書，但我看到現在的孕產和我所經驗的形成強烈對比，我才開始意識到這個經歷讓我獲得的力量、知識以及從生活中獲得的愛與自信。我感激這趟奇幻的生產之旅，也才發現，我的海豚生產並沒有失敗，而是以不可思議的形式發生。

成功或失敗的定義是很個人的。我認爲生產的過程，只要是有意識地選擇、順應自然，得到支持、尊重，充滿正向與愛來迎接寶寶，不管最後是什麼形式來生，都是令人滿意的。雖然有時會有不如預期的狀況發生，但最重要的是以樂觀態度來學習生命要教導我們的課題。

我若能傳遞我所經歷的喜悅、愛和力量，那將是我可以送給全世界最棒的禮物。我一直希望這本書能夠激發女

"Peace on Earth, Begins with Birth."

—Jeannine Parvati Baker

「地球上的和平，始於出生。」

—珍妮・帕瓦提・貝克

性的成長並展現創造的力量與自信。這不僅與媽媽有關，也與寶寶、家庭和世界有關。

如果人們開始跟隨自己的心而不是恐懼，以更加和平、不違反自然的方式生產，那將對人類產生巨大的影響。

海豚。生產之道

生產是從無到有的過程，這樣的經歷使我意識到自己是生命的創造者。我從女性到母親的角色，我是美好生產的共同創造者。也許這是一個奇怪的詞，但這是我唯一可以描述我爲實現這一目標所經歷的強大經驗——我是如此偉大的創造者。

海豚正向生產的神聖旅程是我的重大轉變，是生命的禮物。在我與海豚互動的童年以及在夏威夷與海豚共舞的生產中，牠們向我展現生命的純粹、喜悅和愛。在寫這本書的過程中，我想起從海豚身上學到的許多人生教導。我深受啓發而創辦了「海豚之道」。

「海豚之道」是一種正向生產方式，也是一種生活藝術。像海豚一樣生活，在快樂和自由中生活，沒有煩惱、外在事務與金錢。海豚不會像人類一樣四處奔波，以求生存或爲房屋支付貸款或租金及買食物。牠們只有一個家，大海。而大海給予一切，牠們從不需擔心食物用盡，因爲地球一直供應著。

我們也只有一個家，地球。讓我們輕鬆、簡單地生活並享受喜悅和慶祝生命。我一直在觀察和學習海豚的生活方式，並藉由我的工作，傳遞海豚的能量來安撫人們的心、翻轉負能量，並啓發他們跟隨生命的呼喚。

海豚協助了我的重生之旅，不但讓我體驗新的生產之道，也讓我理解深刻的生命之道。它徹底改變了我，讓我了解到我值得擁有「理想生活」。有時候，我忘記了自己的價值，海豚之道總是讓我回到信任喜悅的狀態。

我以自己的直覺感受爲指標，並始終確保自己與感覺接軌。由工作中分享和探索「海豚之道」，我不斷分享著正向、自由、喜悅和歡樂的生產方式。

海豚之道的願景

我用愛迎接生命
我過有趣的生活
我一直保持愛和友善
像花朵綻放，像風一般的自由
猶如太陽的發光，鑽石的多面閃亮
我永遠跟隨我的心、愛、信任並順流
我敞開心，傾聽直覺並採取行動
我有純粹的快樂、平靜和自信
生活的一切都在向我展現

夢想助產師

海豚的能量與我的生命有著密切的聯繫。對於某些人來說，海豚只是地球上的哺乳動物；對我來說，牠們的正能量可以鼓舞人心並帶來療癒和激勵。牠們啓發了我，從另一個角度看待生活與生命。我清楚地看到了不同生活模式的對比，我開始知道我有自由選擇最快樂、平靜、沒有恐懼和憂慮的生命模式。

這次生產的蛻變幫助我了解自然生產對媽媽和寶寶的重要性，也更有對於全人類和平的影響力，我想幫助世界看到他們有能力以最好的情況生育。生產可以在醫院，也可以在海豚周圍，或者在最舒適的家中。重要的是，女人知道自己有選擇，可以相信自己。

這些經驗和學習確切地將我引導成爲夢想助產師。不是醫療上幫助婦女生產的助產師，而是幫助人們實現夢想、活出力量、創造奇蹟的助產師。

自從我有了新的願景，夢想中的願景就開始在現實中發生。我和老公有機會搬到西班牙的生態村，並與生活在社會框架之外的自由思想家進行互動。看到他們創造自己的生活，建造自己的夢想事業和家園，我受到深刻的啓發。我從其中一家從事自然建築的人那裡得到幫助，然後我遵循一些建議並創建網站。創造的過程很有趣，從建立網站到線上行銷，然後與客戶相見、展開課程、訓練和僻靜等，我學到許多可以實現願景的方式。

我的夢想是環遊世界去拜訪各地的海豚。我開始將我的網站當作我的願景板，規畫海豚僻靜營，決定帶領一群人和我一起去旅行。海豚僻靜營誕生了，接下來我開始帶領許多國的多元僻靜營，生育僻靜、女人營等。

自娜俐雅出生以來，我們生活在五個不同的國家，並帶著寶寶旅經四大洲的二十多個國家。這種生活方式的靈感來自海豚的生活方式，遵循直覺，與生活息息相關，看到神奇的事物透過我們在我們周圍不斷發生。我們收集了更多非凡的故事，從娜俐雅一歲半時前往亞馬遜深處的叢林做死藤水僻靜與藝術家駐村，也與粉紅海豚團聚。在兩歲時協助夏威夷的海豚生產，並住在億萬富翁的豪宅內並創辦非營利事業──「海豚世代」。與老公在寶寶三歲時在尼泊爾共同創建一所國際學校，四歲時在印度的一個曙光村（Auroville）體驗世界最大地球生態村，與六十多國的人一起生活。這些生活和旅行的故事在我的第二本書《環遊世界的寶寶》（*Round The World Baby*）中有介紹。

我過著奇幻夢想中的生活，觀想我的夢想，設定目標，投入我的能量和注意力，然後神奇地實現。我不必弄清楚如何使事情發生，我只需全然地相信。

我聽從內在的聲音，專注當下、跟隨每一個生活中的小小喜悅。如果它們注定要發生，那麼它們會以意想不到的方式發生。

如果沒有發生，那意味著它們本來就不該發生。沒關係，這也表明另一個更好的旅程即將來臨。不斷地實證證明，夢想並沒有我們想像的那麼難。我學到最重要的教導之一就是放開控制的慾望，只有相信生命是正向、充滿驚喜的，奇蹟才會發生。最困難的部分，是要能調整信念，因爲我們太習慣不去相信好事會發生。

在前面的章節中，我不但環遊世界走了外在旅程，在整個轉變的過程中，我也經歷了內在的旅程。分享我擺脫恐懼的過程並與生活快樂聯繫的過程已成爲我的使命，並不是控制生活中外在的一切才能感到舒適，而是要創造一個讓我們感到安全和值得信任的內在世界。

在奇蹟發生之前，需要內在的歷程來處理情緒並釋放不安感。當我開始感到改變現狀的強烈願望時，我聽從這個聲音。我經歷了擔心別人怎麼想而拒絕改變和害怕未知的階段，花些時間對自己的生活誠實，並知道自己參加無意義的競爭遊戲已經太久了，是時候放手去過做自己、創造圓滿生命的日子了。在跨越之後，開始設定目標去改變並過著充實的生活。

我感謝海豚陪伴我重生的旅程，讓我的生命活出不同的品質與價值，我不再爲生存而盲目工作。雖然我經常遇到需要去跨越舒適圈，我還是有意識地選擇走出自己的路，通常最後得到的回饋是最意想不到的。

這個歷程就像我對衝浪產生了興趣，但發現很難駕馭海浪。理解和適應海浪需要花費時間，但我必須跨越我對海浪、被浪淹沒的害怕，去連結、觀想自己站在海浪上乘風駕浪的快感，之後不斷練習、嘗試，才能夠擁有最後乘風駕浪的美好體驗。

同樣的道理也可以應用在生活中種種改變。當我遇到極大的恐懼；害怕未知，害怕挑戰，擔心沒有錢，擔心親友怎麼想，擔心無法按照我想要的方式生活，我總是堅持下去。當我能跳出人設的框架，所有的冒險都是令人興奮和驚奇的。我被引領著去到神奇的地方、遇到非凡的人事物，一個又一個美麗而出乎意料的驚奇展現在我眼前。

我也常常需要面對反對的聲浪，讓我有時候會跳回負面心態，開始消極地思考爲什麼事情沒有按照一般人的方式行事。找尋自己的力量，以爲只是一次神奇的翻轉，然後生活會瞬間精彩，其實不是。我的意識從舊模式轉移到新模式，不是一夕之間發生的改變。實際上，我循序漸進花了多年的時間來處理非常深刻的情緒和解開社會的束縛和制約，並且改變自小時候起就一直存在的核心信念。

爲了助產你的夢想，我整理了以下的七點訣竅，將恐懼和焦慮轉化爲前所未見的勇氣與力量。

一、展現脆弱

選擇勇敢地退出競爭以及物質的誘惑，走自己的路需要很大的勇氣。沒有人告訴我這個決定背後的挑戰，我以爲這個決定將使我過上夢想中的生活，就像生活在天堂中，擁有我想要的一切，並且無後顧之憂。這段旅程將我帶到了我以前從未想像過的地方，以及生命的高潮和低谷。

劍橋時期的覺醒讓我踏上這一旅程，我雖放下一切但卻充滿恐懼。我的家人或朋友群中沒有人曾經做過如此瘋狂的事，獨自一人去南美和環遊世界生育之旅。就我的三個學位和人生定位而言，我本可以找到一份受尊敬的工作並擁有穩定收入。從大多人的角度來看，「浪費時間旅行到底意味著什麼？」我甚至有一段時間不敢告訴家人我的「壯遊」。

我爲自己的勇敢而感到激動，同時，也面對許多的未知。我不想告訴朋友們我如何度過挑戰，我們的文化是報喜不報憂，只能向他們展現旅程中的美好。

我最終還是感到孤獨，因爲我不想在掙扎時被嘲笑，我壓抑脆弱所以無法獲得支持。如果我當時願意展現自己的脆弱，那就容易多了。由於我的驕傲，我遭受許多不必要的痛苦。如果我當時願意分享自己的掙扎，我不僅可以被理解，還可以得到幫助。但當時的我不允許這種情況發生，我選擇將自己武裝起來，但也感到無助。

後來我才慢慢發現，展現脆弱居然是可以被接納的，並讓我感覺被支持。我開始與朋友分享自己的不安、疑慮，還加入一些支持圈。我開始記錄我所有的負面信念，並與自己進行對話，然後深入研究我的問題並找到解決方法，這就是我積極面對自己的方式。

展現脆弱對身心健康非常重要，我曾經以爲一定要在人們面前保持聰明和美好，才能有優越感。我以爲只有樹立成功人士的形象，別人才會同意我的看法。擔心大家如果發現我脆弱的一面，會被嘲笑。

但事實相反，要與人建立眞實的關係，眞誠是非常重要的。當他人理解我所有的掙扎，便可以從我的困難經歷中學習，更能引發共鳴和同理心。脆弱背後隱藏著力量，我們要用膽識來放下自我感覺良好和無意識追求完美與成功的心態。

一般人認爲育兒時期的父母應該要展現自己的權威，不可示弱。但事實上我建議可以眞實地在孩子面前展現脆弱。人都不是完美的，也不需要假裝完美。所以讓孩子知道我們都有脆弱的時候，不去壓抑情緒，讓它展現、釋放才是健康的。這也是教導孩子如何去處理、允許自己脆弱，並在需要幫助的時候尋求協助。這些示範對孩子的一生會有很大的幫助。

二、面對恐懼

當我第一次遇到一群對生命有意識的人，我不明白爲什麼他們總是談論恐懼。我以爲我沒有恐懼，也沒有束縛。這些感受很細微，因爲社會化，怕東怕西也變成理所當然。

我小的時候就被訓練要壓抑情緒，我也因此漸漸對情緒無感，更無法識別負面情緒，不想表現自己脆弱的一面。當我在舒適區時，我不需要面對恐懼，甚至讓恐懼控制我的選擇而不自知。

我的人生之路曾經完美地被安排，一份高薪的好職業，獲得世界上最好的大學學位。我到達「人生勝利組」的頂峰，才發現那裡高處不勝寒，我別無選擇，只能走出那安全的成功假象泡泡。

泡泡被戳破後，我發現自己對未來及現實生活完全沒有準備。我學會在學術界表現出色，卻發現自己對生命一無所知，我不確定該怎麼辦。當我知道學術職業道路並不適合我，但想到要放棄所有的學歷和學位時，我的驕傲自負令我不知所措。我不想做沒有受過教育的人做的工作，但也不知道該如何使其他職業變得有意義或與我的人生目標保持一致，我感到迷惘。

多年來，我一直問自己：「如果我不是只想混口飯吃地活著，我生命眞實的意義在哪裡？」

第一步不是立即弄清楚下一步，而是完全面對著恐懼，面對自己的慌亂、不知道該怎麼走下去的恐慌，面對沒有實現家人期望、讓他們失望的挫折感，以及接下來可能發生假想的可怕事情。

當我開始問自己：「發生在我身上最糟糕的事情會是什麼？」我寫下了最壞打算的清單，並就每種可能性完全進行對話，例如，如果我用光錢，無家可歸該怎麼辦等。一一去處理這些恐懼。最後，我發現自己不會死也不會流落路邊，我必須放下自我才能成就自己，以支持我的生活。

我曾經接管一個夏威夷僻靜中心，住在隨時望向窗外就可以看到飛旋海豚躍出海面的夢幻度假屋。但要放下身段，除了管理，偶爾也要成爲清潔工、倒垃圾、刷馬桶，原以爲這不是一件容易的事。出乎意料的是，我喜歡這份工作，這些清理打破了框架，也爲我自己做了內在的梳理，而且沒有我想地那麼困難。知道我可以享受任何事情，並且如果不限制自己去做某些事情，我的夢想生活就會得到支持，這是一種解放。我對所有即將來臨的機會抱持開放態度，即便是會被社會眼光貶低的事。

當我更深入記錄我所有的恐懼時，我會在內部進行處理並清除它們。在我面對所有的不安後，我發現它們並沒有我想像地那麼可怕。我開始擺脫害怕，感到充滿希望和力量。由於恐懼不再是思緒、行動上的障礙，我變得更加清晰，神奇的事情開始發生。我獲得貴人幫助，也遇到很多不可思議的機會，像是在夏威夷入住免費豪宅等。

下面的練習可以幫助清除心理上的障礙。檢視、釋放、清理自己的恐懼，等著生命的驚喜吧！

正面迎擊！深入恐懼領域

1. 寫下你最想要的生活模式。
2. 列出讓你不允許活出自己、得到想要生活的原因。
3. 你為什麼害怕？
4. 會發生什麼最糟糕的事？
5. 你需要什麼，可以幫助你走出這些恐懼？
6. 當你有所有自由、支持和金錢，你想要什麼？

三、讓自己順流而為

以前的我不知道該如何去信任、如何去玩、如何成爲快樂與和平的人。放下朝九晚五穩定的工作，我曾不知所措，感到焦慮不安。由於不確定性，從小深信不疑的信念——「我必須努力工作才能得到自己想要的東西」，總是困擾著我。大部分工作的動機是來自於恐懼，怕別人怎麼說，怕沒有收入，怕老闆生氣，怕家人責怪等。

這樣的工作模式處於負面氛圍，長久下來對身心健康有負面影響。眞正會讓身心健康的模式是對工作充滿熱愛，不管是不是爲了錢，早上起床會不由自主地想要把工作做好。也因爲正能量產生，工作自然更好地呈現，生活更有活力，自己也更有自信。正向模式需要我們順應內心的渴望，讓自己順勢而爲。

剛開始這種順流模式使我難以接受，我擔心如果不努力就無法實現我的目標。勤奮的心態在華人文化中非常深刻，對金錢的重視大於任何事，人們由於過度工作而過勞死並不少見。

當我走出舒適圈，辭掉公職並進行環遊世界時，有很多因素決定了我的經歷。當我開始新的旅程時，我感到害怕、緊張和擔心。只有克服這些阻力之後，我才敢放手，才開始深入信任、嬉戲、喜悅與平靜的海豚能量狀態。

這是一種我從未學過的順流狀態。當我開始眞正放鬆、相信，事情便會不費力地自然發生。我可以快樂、放鬆和嬉戲，雖然經常不小心跳回擔心和恐懼，但這都是我的選擇。我可以選擇讓消極情緒控制住自己，成爲生命的受害者，抱怨每件事的缺點，也可以選擇專注於生命中的光明面，並感恩一切的發生。

有意識地選擇有很大的不同，無論我選擇感覺如何，都反映在我的經歷中。當我放開控制和擔心，讓事情順其自然，讓自己保持積極的態度，美好的事物降臨到我身上。如果我堅持必須以某種方式進行事情，那麼我會發現自己在這樣的旅程中掙扎並失去樂趣。生命是一段美好的旅程，逆流而上，不順其自然地發展，會錯過很多美好時光。

順流、逆流？你的覺知選擇！

如果我一直思考著世界爲什麼不順我意，那麼我將永遠在負面迴圈中打轉。當我覺察負面情緒存在，我就開始感覺、表達、釋放和處理。我設法以更健康的情緒狀態轉向正面，因爲這些被壓抑的情緒以後可能會變成負能量而適得其反。

處方

如何順應內在的流

1. 當你陷入恐懼、懷疑和否認時，有意識地承認自己的負面情緒。知道這些情緒不是要來危害你，不需要壓抑或是躲避它。
2. 承認自己有負面情緒，它們是來保護你的，要你知道有事情不對勁了！靜靜地讓自己與它對話。跳脫負面狀態的唯一方法就是面對，並深入了解自己的需求。

3. 吸氣，邀請這些負面聲音進入身體，充滿思緒，看見自己真正的需要是什麼。
4. 吐氣，信任你的內在，釋放緊張及害怕，將所有的內在聲音書寫下來。
5. 傾聽內在的呼喚，直覺式地順應這個聲音，回應這呼喚真正要的是什麼。
6. 列出清單，接下來的所有動作，都以順應內在的流來行動。

四、改變核心信念

我走遍世界，發現與舊有核心信念形成對比的人越多。例如，我曾遇到億萬富翁，他們的財富不是來自於努力工作累積金錢，而是保持豐盛心態。努力工作的人不一定是最富有的人，很多時候，我發現最努力的人實際上心態是匱乏的。我學會了改變這種費力的匱乏思維意識（Scarcity Mindset）。

重複相信的想法形成信念，最重要的、支配我們生命的主要信念就是核心信念。要改變核心信念，首先必須盡可能誠實地與自己對話，要能夠善於捕捉所有的想法。每當在某種情況下開始感到不安或不舒服時，養成將注意力轉移到想法上的習慣。核心信念常隱藏在消極思維模式背後，我們得釋放集體意識下的核心信念，才能轉向豐盛。

每天寫日記，或者設計時器每小時響一次，停下來注意並記下每一個想法。嘗試不同的練習工具，正念確實是學習傾聽自己想法的最佳工具之一。

如何改變你的核心信念

1. 掌握識別關鍵想法：將你的想法分解爲信念

信念通常在童年經歷中形成，作為大腦避免痛苦的模式，我們無意識地嘗試避免面對我們最深的信念，也避免它背後帶來的情緒。

如何從思想背後挖掘出信念呢？可以嘗試所謂的「思維日記」，這個關鍵工具可以幫助識別最不安的想法以及背後的信念。

2. 問問這意味著什麼，試試看挖掘消極信念的好問題：

「如果這個想法是真的，那意味著什麼？」

不斷地問這個問題，把你的回答寫在紙上，直到你發現自己寫的東西能讓你產生一種情緒波動，或豁然開朗的感覺。

例如，假設你的想法是「沒有人喜歡我」。該過程可能如下：

如果沒有人喜歡我是真的，那就意味著我有問題。我確實有問題，這意味著我有缺陷。如果這是真的，這意味著我永遠不會像其他人一樣。如果那是真的，那說明我是最壞的。如果我是最差的，那說明我一文不值。

我的核心信念就是「我一文不值」。

3. 改變角色

可以通過嘗試一些視角轉換來減輕核心信念的情緒，這意味著採用發現的核心信念，並從完全不同的角度看待它。

如果你是名人，這個信念對你來說會是什麼樣子？舉個例子，如果你是名人，你會覺得自己一文不值嗎？如果你在臨終前又會怎麼看呢？垂死的自己真的會關心他人的想法嗎？如果你回到兩歲時無辜的自己？孩童時的自己會不會覺得奇怪，你怎麼會認為自己沒有價值？

信念是多麼易變，因此不是不可改變的事實。它讓你有機會更容易地看到其他可能的信念。從另一個角度來看，更好的核心信念是什麼？

4. 實驗新的信念

大腦喜歡「證據」，如果無法克服核心信念，那麼可以進行實驗來達到想要的結果。

- 寫下你準備要挑戰的核心信念。想出你可以做的三件事，來測試這個信念是否正確。
- 寫下當你做這些事情時，假設會發生什麼（你的信念讓你假設什麼）。

- 實際去行動做這三件事。如果擔心自己不會真正執行，請讓可信賴的朋友檢查你是否執行了。
- 寫下實際發生的事情。現實發生和你的信念有什麼區別？
- 你的行為向你展示哪些新信念？

五、全然信任

常常被告知要為最壞的結果做打算，來預防不好的事情發生。在潛意識中已經準備好要經歷最糟的來採取行動。也因此很難相信事情會順利進行，尤其是當我走出平凡的現實，環遊世界時，我面對不得不為家庭做決定的情況時，我才注意到這種負面的信念模式。

煥指出這一點，並問我爲什麼總是專注於最壞的情況，並計畫一生如何避免這種糟糕的情況，所有的精力時間都花在逃避不要的。他建議我專注在創造「最佳」情況，並爲自己眞正想要的、最好的來計畫生活並享受它。對於我來說，改變舊的模式並開始信任生命和我自己顯然是更好的選擇。

從邏輯上來講，正面地思考和信任似乎很直截了當，但恐懼的聲音令人難以忍受。許多年來，我一直掙扎，常常擔心日子過不下去，但又從未無法支付帳單。我有太多的「如果不好事情發生該怎麼辦」的心態，但這些擔心大多數沒有發生。

我確實經歷過很多人事物，也曾有失敗、感到迷失、無人支持和孤單的時刻，更有幾乎變得一貧如洗、無家可歸和岌岌可危的狀況發生。但奇蹟總是會發生，我得到了拯救，沒有例外。

這些驚人的經驗讓我更加相信生命，信任我總是被支持著。感覺就像我在人生中跌跌撞撞時總是有宇宙的愛捧著我，帶我前進。我了解到，只要我能夠全然信任並且不讓恐懼的聲音控制我的決定，就可以按照自己夢想的方式生活。這也成了我十幾年來過著不凡人生的重要祕訣。

六、放鬆

當我學會眞實地去信任生命的時候，我終於可以放鬆了。在此之前，我一直很緊繃，擔心我的生活會出錯。我的功課是去意識到這些聲音，並選擇不相信它。相反地，我選擇信任和放鬆，因爲我知道唯有放下才能從困境中脫離。

通常，我們都以爲必須「努力」才能實現，但我了解到只要「放鬆」而不是更努力工作，實際上效果更好。我們其實需要努力的不是更努力，而是要「允許」自己可以放鬆、放空。

我使用各種技巧來保持自己在放鬆空間中的生活，例如冥想、日記、繪畫、游泳、女人圈、僻靜營、瑜伽等。只要我身處那個放鬆的世界，即使遇到困難也會很容易脫離困境。

當我學會放鬆並放棄掙扎時，我內心就有了一個充滿創造力的空間被發揮出來。我順應那波創造力，我受到「吸引力法則」的啓發，做了一個關於夢想生活的願景板，並寫下鼓舞人心的訊息。

七、玩樂與合作

我在國小、國中期間學習了七年的藝術。當我上高中時，我的父母建議我學習科學，因爲他們認爲我無法用藝術賺錢和生存。我聽了父母的建議，放棄了藝術。在將近十五年之後，我與自己的內心深處建立聯繫，並發現藝術創造的樂趣。我喜歡自由地夢想理想生活，並大膽地將其形象展現出來。願景板將我帶回玩樂的天眞、喜悅。

玩樂提高了我的創造力。我喜歡可以自由地想像和顯化，然後將所有願景放到板子上。當我在西班牙的生態村做第一個實驗時，我在願景板寫上所有鼓勵話語並畫上我想去夏威夷和海豚在一起的畫面，幾個月後就眞的發生了，我們回到夏威夷接手海豚協助生產的工作。後來我在網站放了我的願景，並製作了僻靜計劃，沒有做任何廣告。

我的創造實現了，瑞士的媽媽們請求我到瑞士帶領孕婦僻靜。後來我在泰國做了海豚療癒僻靜，並在印度、台灣世界各地帶領僻靜營。這些願景的實現來得自然而輕鬆。

我們的成長過程中一直被灌輸要有競爭力，不斷地被比較，擔心輸贏。事實上，這個世界不是一定要競

"Dolphins exude the vibration
of joy and cooperative play.
One of the messages of the dolphins is that joy
and laughters are always available,
and through cooperation we can share the joy of living."
—Francene Hart

「海豚散發出歡樂和合作式玩樂的振動。
海豚傳達的信息之一是
快樂和歡笑總是隨處可得的，
藉由合作我們可以分享生活的喜悅。」
——法蘭森・哈特

爭、拚輸贏的，我發現海豚的合作模式反而可以更好。尤其是充滿和諧、喜悅的合作模式，在創造的過程中，是更加有成果的。到現在我的許多工作都是與同業合作，完全不需競爭。我喜歡感覺自己正在無處不在地創造、顯化願景。每當我用玩樂的方式與人合作時，就會產生更高的能量和豐富感受。

海豚。生命之道

我經歷過的最美麗的事就是找到體驗自由的方法。我指的不僅是身體上的自由，更是思想上的解放，心靈及情緒擺脫憂愁、焦慮、恐懼和懷疑，這才是眞正地自由。活出值得並充滿意義、樂趣和喜悅的生活。

出去看世界之前，我不知道我可以擁有這種程度的自由。我將父母的話當成聖旨，完全聽從他們的建議，以爲他們最了解什麼最適合我的人生。我只做一般人認可的事，我也從沒想過我的生活可能不同，我以爲遵循他們對我的要求會爲我帶來承諾的幸福和美好。

從世界旅行與生產的過程中，我了解到事實並非如此，眞正爲我帶來快樂和幸福的是跟隨自己並擁有選擇的自由。我感謝父母的好意，但現在，我擁有不同的幸福生活，而且我可以做任何我想做的事情，去我想去的地方。這種自由與豐盛已經成爲我的生命哲學。我有機會探索世界和生命，更進入一個新領域，在那裡我眞實體驗到我有能力去創造。我不僅創造了這些美麗的經歷和寶寶的生命，而且我們還創造了新的生命之道。

許多人認爲我出這本書是因爲我想將海豚生產視爲收入來源。我不得不說，這本書的主要內容不是在促進海豚輔助的生育。每個人的夢想生活都不一樣，這是我個人的夢想和人生選擇，並不是每一個人都會感受到相同的呼喚。

如果不是發自內心的，我不建議任何人走同樣的路。我想分享的是跟隨心靈、夢想和願景的旅程，當你有跨出「舒適圈」並面對恐懼時的經驗，就會有越多奇蹟般的生活體驗，這是無法從理論而是通過經驗來理解的。

這些分享提醒我們，一定可以選擇自己想要的生活，因爲生命沒有限制，只有當我們相信有限制時，才會被限制。當我們相信自己潛力無窮，就可以眞的活出大夢想。

無論我們選擇什麼，無論是積極的還是消極的，我們的生活經歷都會成爲我們選擇的結果。如果我們有足夠的意識，我們絕對可以選擇正向，享受美好如夢的旅程。

藉由我的旅程和故事，我渴望啓發和賦權給世界各地的人們去探索愛、信任和臣服的頻率。

「以正向、海豚的方式生活！讓海豚之道成爲你的生之道！」

"When you are inspired by some great purpose, some extraordinary project, all your thoughts break their bounds. Your mind transcends limitations, your consciousness expands in every direction, and you find yourself in a new, great, and wonderful world."

—— *The Yoga Sutras* of Patanjali

「當你受到某個偉大目標、某個非凡計畫啟發時，
你所有的想法都會突破界限。
你的思想超越了局限，你的意識向各個方向擴展，
你會發現自己處於一個
新的、偉大的、美妙的世界。」

——帕坦伽利《瑜伽經》

【後記】

喚醒女性及母體的力量

海豚之道的創作源於觀察海豚生命的靈感，海豚的自由玩樂讓我留下深刻的印象。這些靈性的動物給予我許多支持和溫暖，總讓正向能量環繞著我。牠們照顧人類的方式非常迷人，激勵我也常讓自己保持在這樣的能量狀態。

人們在短暫的一生中辛勤工作，建造自己的小房子，以便在其中感到舒適。他們忘記外面有一個更大的房子，也就是地球，我們的家。我們可以踏出去，去看看和感受。

我的女性潛能在覺醒過程中被喚醒，我一生中最美好的時光肯定是在擺脫了限制性思維並開始過我的夢想生活之後。我沒有花錢買房子來迎接我寶寶，而是去了夏威夷生產，之後帶著小孩環遊世界，並投資自己的成長及創作。

在國外居住了十五年，大部分的服務對象都是外國人，這本書一開始是以英文出版。前年因為家人及疫情回到台灣，開始分享海豚溫柔生產，也受邀將此書翻譯並重新編寫成中文版。

這兩年在台灣，我生了第二個寶寶，也服務了許多產家，尤其看到台灣這十年多來，有了非常多的進步。感謝在台灣為女人的自然順勢生產而努力的孕產工作人員——萬美麗、高嘉黛、高嘉雯、周玉惠、郁晴、恩生助產所團隊、愛樂分工作室等。因為有這些人的努力，讓女人擁有多元的選擇，更多的支持。

雖然如此，推廣溫柔生產其實非常困難，尤其台灣社會非常重視醫療，幾乎聽不到自然母體本能的聲音，我也常因為看到女人忘記自己的本能力量而感到惋惜。

透過這本書，祈願每個女人，每天多一點點去感受自己，感受女人自然的天賦本能。我們的力量不須假手他人，只需被喚醒！

女性力量的覺醒路程中，必須一路披荊斬棘，自己去經歷，也可以尋求支持和鼓勵，但無法被替代，沒有捷徑。

一旦經歷過後，我們更可以擁抱進化版、重生的、更有力量的自己。重生後的甜美滋味，讓人一輩子感激，慶祝自己的勇敢、自信、強大與豐盛。

女人力量的覺醒，是平靜、幸福、喜樂的根源，也是世世代代的療癒和母體力量展現的開端。

眾生系列 JP0196

與海豚共舞的溫柔生產之旅
——從劍橋博士到孕產師，找回眞實的自己，喚醒母體的力量

作　　　者／盧郁汶 Allison Lu
責 任 編 輯／劉昱伶
業　　　務／顏宏紋

總　編　輯／張嘉芳
出　　　版／橡樹林文化
城邦文化事業股份有限公司
104 台北市民生東路二段 141 號 5 樓
電話：(02)2500-7696　傳眞：(02)2500-1951
發　　　行／英屬蓋曼群島商家庭傳媒股份有限公司城邦分公司
104 台北市中山區民生東路二段 141 號 2 樓
客服服務專線：(02)25007718；25001991
24 小時傳眞專線：(02)25001990；25001991
服務時間：週一至週五上午 09:30 ～ 12:00；下午 13:30 ～ 17:00
劃撥帳號：19863813　戶名：書虫股份有限公司
讀者服務信箱：service@readingclub.com.tw
香港發行所／城邦（香港）出版集團有限公司
香港灣仔駱克道 193 號東超商業中心 1 樓
電話：(852)25086231　傳眞：(852)25789337
Email: hkcite@biznetvigator.com
馬新發行所／城邦（馬新）出版集團【Cité (M) Sdn.Bhd. (458372 U)】
41, Jalan Radin Anum, Bandar Baru Sri Petaling,
57000 Kuala Lumpur, Malaysia.
電話：(603) 90578822　傳眞：(603) 90576622
Email：cite@cite.com.my

內　　文／歐陽碧智
封　　面／兩棵酸梅
印　　刷／韋懋實業有限公司

初版一刷／ 2022 年 5 月
ISBN ／ 978-626-95939-3-4
定價／ 380 元

城邦讀書花園
www.cite.com.tw

國家圖書館出版品預行編目（CIP）資料

與海豚共舞的溫柔生產之旅：從劍橋博士到孕產師，找回真實的自己，喚醒母體的力量 / 盧郁汶著 . -- 初版 . -- 臺北市：橡樹林文化，城邦文化事業股份有限公司出版：英屬蓋曼群島商家庭傳媒股份有限公司城邦分公司發行，2022.5
面；　公分 . --（眾生；JP0196）
ISBN 978-626-95939-3-4（平裝）

1. CST：分娩

417.36　　111005182

廣　告　回　函
北區郵政管理局登記證
北台字第10158號

郵資已付　免貼郵票

104 台北市中山區民生東路二段 141 號 5 樓

城邦文化事業股份有限公司

橡樹林出版事業部　收

請沿虛線剪下對折裝訂寄回，謝謝！

|橡|樹|林|

書名：與海豚共舞的溫柔生產之旅　書號：JP0196

橡樹林文化

讀者回函卡

感謝您對橡樹林出版社之支持，請將您的建議提供給我們參考與改進；請別忘了給我們一些鼓勵，我們會更加努力，出版好書與您結緣。

姓名：__________ □女 □男 生日：西元__________年

Email：__________________________

● 您從何處知道此書？

□書店 □書訊 □書評 □報紙 □廣播 □網路 □廣告 DM

□親友介紹 □橡樹林電子報 □其他__________

● 您以何種方式購買本書？

□誠品書店 □誠品網路書店 □金石堂書店 □金石堂網路書店

□博客來網路書店 □其他__________

● 您希望我們未來出版哪一種主題的書？（可複選）

□佛法生活應用 □教理 □實修法門介紹 □大師開示 □大師傳記

□佛教圖解百科 □其他__________

● 您對本書的建議：

____

____

____

非常感謝您提供基本資料，基於行銷及客戶管理或其他合於營業登記項目或章程所定業務需要之目的，家庭傳媒集團（即英屬蓋曼群商家庭傳媒股分有限公司城邦分公司、城邦文化事業股分有限公司、書虫股分有限公司、墨刻出版股分有限公司、城邦原創股分有限公司）於本集團之營運期間及地區內，將不定期以MAIL訊息發送方式，利用您的個人資料於提供讀者產品相關之消費與活動訊息，如您有依照個資法第三條或其他需服務之務，得致電本公司客服。

我已經完全了解左述內容，並同意本人資料依上述範圍內使用。

__________________（簽名）